はげまし、はげまされ

人生にエールを。

編・著　志賀内泰弘

批判よりも提案を　嘆きよりもユーモアを

「ゴゴスマ」総合司会　石井亮次

皆さん、こんにちは！ゴゴスマの石井亮次です。
コロナ禍で、鬱々《うつうつ》とした日々を過ごされていることと思います。まずは、感染して命を亡くされた方、並びにそのご家族に心よりお悔やみ申し上げます。また、今この時も頑張っておられる医療関係者の皆様には、頭の下がる思いです。

さて、実は私は大阪人です。幼い頃から吉本新喜劇を観て育ちました。家の中でも学校でも笑いの絶えない生活を送ってきました。このコロナ禍で、そんな私でもついつい心が暗くなってしまいます。そこで、番組の司会を務めさせていただく際、３つの事を心がけています。その一部は、あるＣＭで耳にした言葉です。

①批判より提案を　②嘆きよりユーモアを　③過去より未来を

視聴者の皆さんの心が明るくなるように願い、ニュースを伝えたいのです。

例えば、弁論の立つコメンテーターさんにツッコミます。すると、今度は私の気持ちを察して、笑えるコメントを返していただけます。今朝も会議でスタッフに頼みました。「横道にそれた話題も入れてくださいね」と。ある日、こんなアメリカから届いたニュースを番組で紹介しました。故郷のおばあちゃんに会えなくなったお孫さんが、自分の等身大パネルを作って、おばあちゃんに宅配便で送ったというのです。その映像が映し出された瞬間、いつもは緊張感漂うスタジオにも笑いが巻き起こりました。

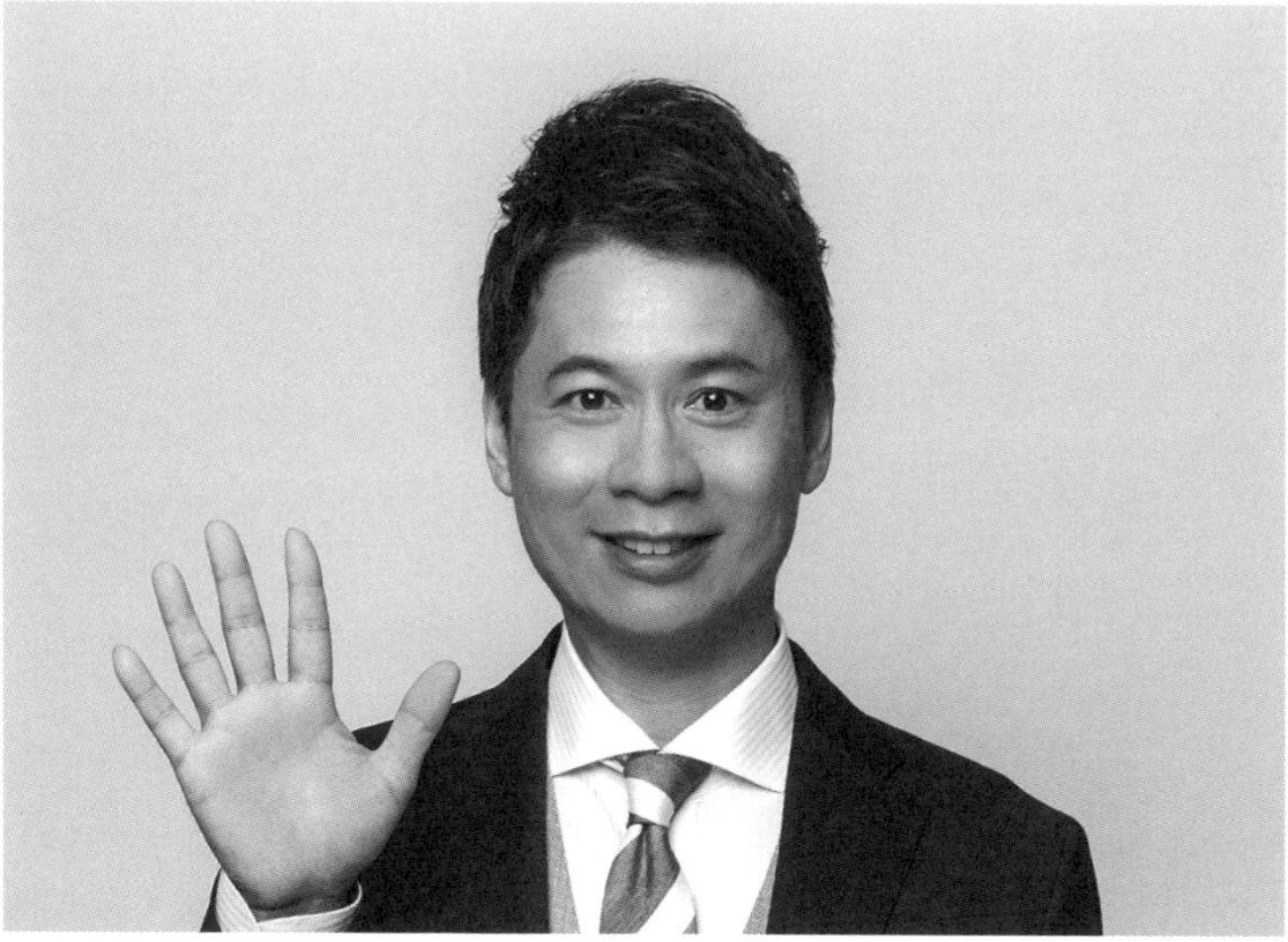

昔からこう言います。面白いから笑うんじゃないよ。笑うから面白いんだ。笑うから楽しいんだ、と。皆さん、小さな幸せを探して笑いましょう。

「ゴゴスマ～GOGO！Smile！～」

コロナ禍が終息し、みんなの心に笑顔が満ち溢れる日を願って。

では、皆さんご一緒に「ゴゴスマ♪」

出版にあたって

「命がけ」で治療に当たる医師や看護師をはじめとする医療に携わる皆さんに、エールを贈りたい！


そんな思いから、本書の企画はスタートしました。

全国各地の話題を調べるうち、ふと気づきました。スーパーや飲食店などで接客の仕事をする人たちはもちろん、一歩外に出れば、感染の不安に脅かされているのはみんな同じ。

そうなのです。世界中のすべての人がこのコロナ禍の当事者なのだと。

新聞・テレビ・ネットでは、ウンザリするほど暗い言葉ばかりがあふれる毎日です。できれば見たくない、聞きたくない。そこで、心が温かくなる「いいニュース」ばかりを集めました。その他、明日への希望が湧いてくる作文や短歌、写真のコンテスト入賞作品なども掲載。

ついつい、暗くなりがちな生活の中、すべての人たちに「元気」をお届けします。

どうか誰もの心の青空に、きれいな「虹」がかかりますように。

志賀内泰弘

もくじ

第1章　医療従事者にエールを送ろう

第2章　わたしたちにできること

第3章　頑張ってるみんなにエールを

※一部記事において、個人が判別できる写真や一般の方の実名にプライバシー保護の観点から、モザイクなどの加工をかけさせていただきました。

第1章

医療従事者に
エールを送ろう

歌って踊って乗り越えよう

ミュージシャン　星野源

新型コロナウイルスの感染拡大で不要不急の外出自粛が求められ、ミュージシャンもコンサートやイベントの中止、延期を余儀なくされている。一方のファンの側にも閉塞《へいそく》感や不安が広がっている。そんな状況下で「しんどくなってきた人たち」を応援する動きが目立ってきた。

星野源は3日、作詞作曲した「うちで踊ろう」をギターで弾き語りする動画をインスタグラムで公開。「生きて踊ろう　僕らそれぞれの場所で　重なり合うよ」と歌い、家で踊って楽しみ、外出を自粛するよう呼びかけた。動画につけたコメントで「誰か、この動画に楽器の伴奏やコーラスやダンスを重ねてくれないかな?」と呼びかけたことから、三浦大知や高畑充希ら人気者が、映像に合わせたコーラスやダンスなどの動画を公開。一般の人々も思い思いの歌や演奏などを重ねた動画を次々アップし、輪が広がっている。

星野はタレントの渡辺直美のユーチューブの配信にも出演。「家の中でも面白いっていう仕組みを作りたいな、とずっと考えていた。そうだ歌作ろうと思って」と語った。

読売新聞　２０２０年４月９日夕刊より抜粋　※記事のレイアウトを改変しています

※「うちで踊ろう」の「うち」とは、医療従事者など、お家に帰れない方も多いため、また物理的に体が動かせない人でも「心のうちで踊ろう」という思いが込められているそうです。「おうち」でなくて、「うち」で踊る。そこには、星野源さんの「深く温かい思い」がありました。

short essay

はげまし、はげまされ

毎日のように出掛けるカフェがあります。スターバックス コーヒー 名城公園店（名古屋市北区）です。ここで小説の構想を練ったり、打ち合わせをしたりと、私にとっての書斎兼応接室のようなお店です。

このコロナ禍で、店内の様子が一変しました。入口には消毒薬。レジにはアクリル板。座席は間隔を空け、お客様に協力と理解を求める表示。いつも思います。来店客である私は、滞在する「一時」のこと。でも、パートナーさん（スタバではスタッフのことをこう呼ぶ）たちは、「感染するのではないか」という不安でいっぱいなのではないだろうかと。マスクで鼻と口を覆《おお》っています。表情がわかりづらくて、お互いの声も聞こえにくい。そんな中、瞳でニッコリと「かしこまりました」の合図。その笑顔を見ると、こちらもホッとします。

さて、ある日、ドリンクの受け取りコーナーに、こんなメッセージボードが置かれていました。

「北保健センターの皆さんに、メッセージを書いていただけませんか」

ちょうど新聞やテレビで、全国の保健センターの職員さんたちが、ひっきりなしにかかって来る電話の応対で、オーバーワークに悲鳴を上げておられることがニュースになっていました。ハトの形をしたカードに、私も「頑張ってください」と書かせていただきました。メッセージカードを貼ったボードとともに、職員の皆さんにコーヒーとお菓子を差し入れされたそうです。近くの大きな病院にも。

毎日の接客で不安も募《つの》ることでしょう。営業自粛《じしゅく》で売上も減って、給料や雇用の心配もあるに違いありません。聞けば、全国あちらこちらの店舗でも同様のことをされているとのこと（※）。自分たちがたいへんな時に、人のことを考えられるとは、なんて素晴らしいことでしょう。

今回のコロナ禍。震災や豪雨による被災と大きく異なることがあります。それは、世界中の人「すべてが当事者」であるということです。感染をしていない人でも、全員が何らかの影響を受けているわけです。

感染者数、重傷者数など暗い数字が日々のニュースのトップになります。でも、そんな中でも、全国から「心温まるいいニュース」も届きます。

辛いけど、苦しいけど、しんどいけど…もっともっと辛い人もいる。ある時には励ましたり、またある時には励まされたり。そう、私たちは、一人じゃない。「支え合って」生きていることを、コロナから学んでいるのかもしれません。

※スターバックスでは、"With you, with coffee"を合言葉に、新型コロナウイルスと闘う医療従事者の方々をコーヒーの力で応援。感謝とエールを込めてコーヒー、お菓子にメッセージを添えて全国の医療機関へ届ける活動を行った。
期間：2020年4月3日(金)〜5月22日(金)
コーヒー寄付先：医療機関 全国39カ所／コーヒー提供数：約6000杯

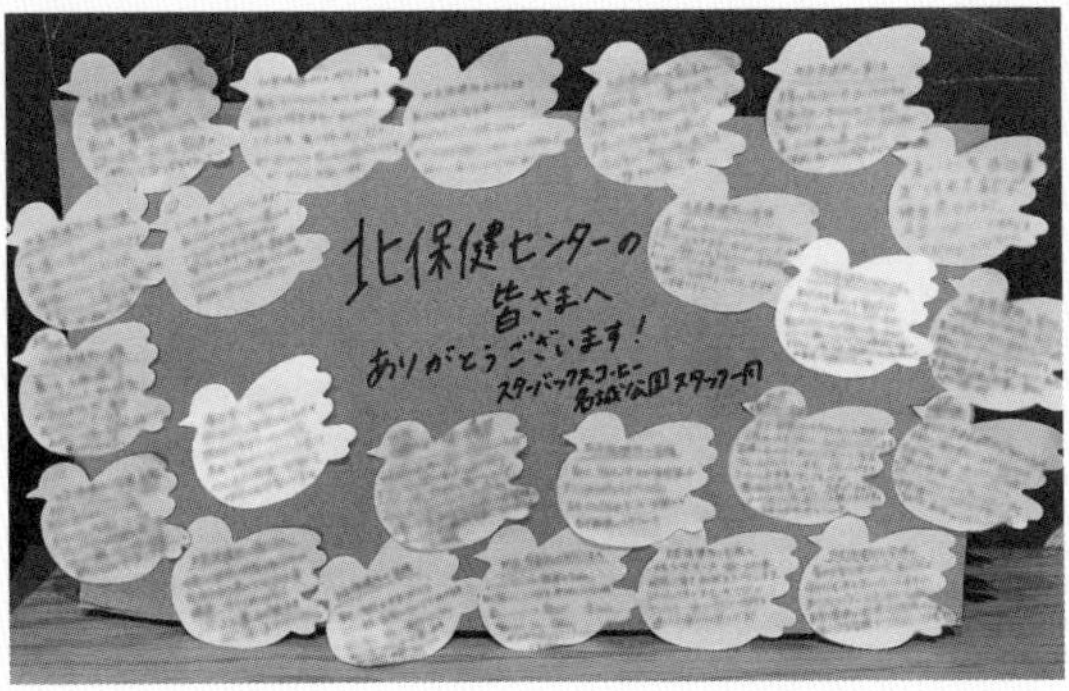

“No rain,no rainbow”

雨が降るから、虹が出る

病院で働く人たちへのメッセージに「虹」を描いた少女がいます。雨が降らなければ、虹は出ません。涙の後には虹が出る。虹は希望のシンボルです。早くコロナ禍が収束して、日本中、いえ世界中に虹がかかりますように。

コロナと闘う病院へエール

松田　子どもの絵で横断幕

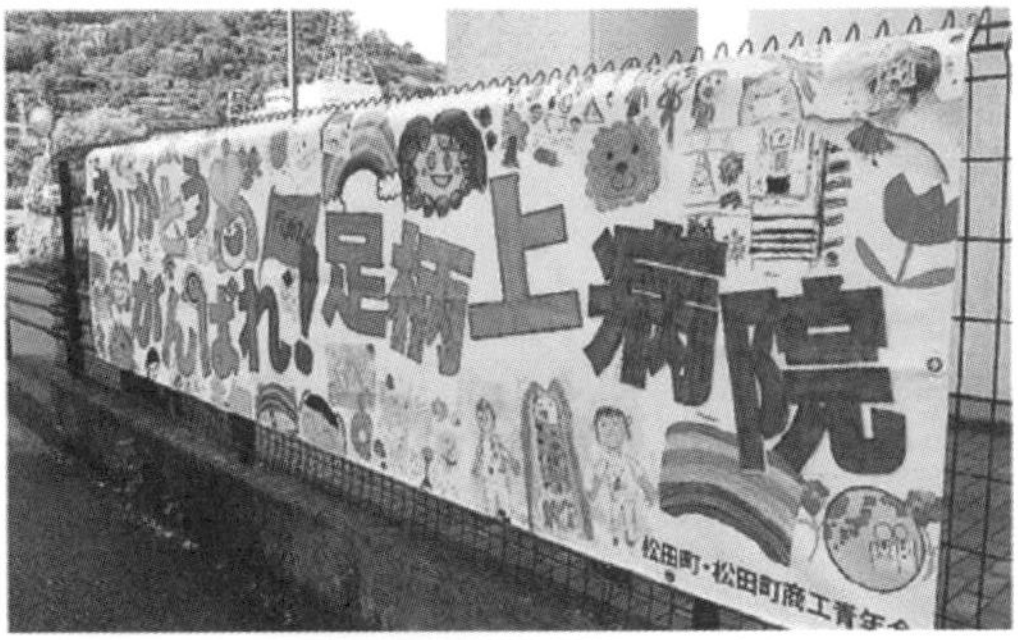

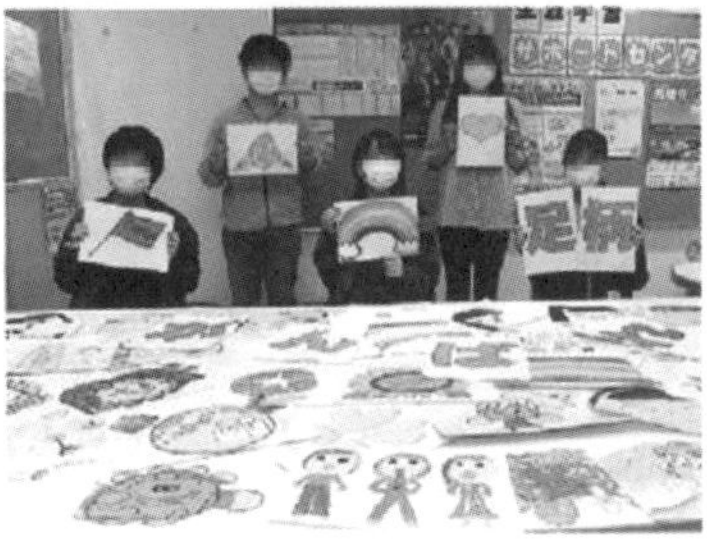

㊤県立足柄上病院の前に掲げられた横断幕。子どもたちからのエールだ
㊦約40人の子どもたちが描いた足柄上病院を応援する絵と、自らの絵などを持つ中学生たち、鍵和田佑子さん（後列右）＝いずれも松田町松田惣領

「ありがとう　がんばれ！　足柄上《かみ》病院」――。新型コロナウイルスと闘い続ける医療従事者たちを応援しようと、松田町の子どもたちが緊急事態宣言中に自宅で描いた思い思いの絵を満載した横断幕やポスターが、県立足柄上病院の前など町内のあちこちに掲げられている。病院側は「子どもたちの気持ちがすごく伝わってきて、とても励まされる」と、心の交流を広げている。

足柄上病院は、大型クルーズ船ダイヤモンド・プリンセス号の感染者を受け入れるなど、県内では早くから新型コロナの治療に取り組んできた。中等症患者を受け入れる県の「重点医療機関」にもなっている。

横断幕などは、松田町商工青年会と町などが協力してつくった。中心になった青年会の長谷川聡さん(41)は「まちを歩いていた看護師さんが元気なさそうだった。地元にはいろんな支援があり、どうしたら独自の支援ができるかを、みんなで考えた」と話す。

「休校でどこにも行けない子どもたちに、元気がでる絵を描いてもらおう」。5月上旬にそんな案が出ると、すぐに町教育委員会で子ども向け講座「寺子屋まつだ」を担当する鍵和田佑子さんに協力を頼んだ。長谷川さんは、町に伝わる「大名行列」を子どもたちに伝える活動などで、寺子屋に関わってきた。鍵和田さんは即日、保護者らにSNSで連絡。大勢の子どもたちが応じてくれた。

中学2年の[redacted]さん(13)は、テレビで病院の人たちを見て、精神的に追い込まれていると感じていた。小学校で応援団をした経験から、赤い応援旗を描いて「Fight《ファイト》」と書いた。[redacted]さん(13)は「感謝」が花言葉の花を調べて、ピンクのバラ。[redacted]さん(13)は「世の中暗いから」と明るい虹を描いた。「病院は苦手」という[redacted]さん(14)も「少しでも力になりたい」と文字の色付けを担った。

締め切りまでの5日間で園児から中学生まで約40人分が集まった。その全部を配置した横断幕は、1週間ほどで4枚完成。17日ごろから、病院前、「寺子屋」が開かれる町民文化センター、病院職員が通勤で通る長谷川さん経営のピザ店前に掲げられた。同様に作ったA2判のポスター約20枚も、町内の公共施設や店舗などに貼られている。

子どもたちの応援は、病院で働く医師や看護師らの間でも話題になっているという。足柄上病院の荘田俊夫事務局長は「病院では気が抜けない状況が続いている。子どもたちの絵は色鮮やかで、見ていて心強く、ほっとする。地元からのいろいろな応援や支援に、病院一同、感謝の気持ちでいっぱい」と話している。（豊平森）

子どもたちから学ぶこともあるよ

クルーズ客の受け入れ
小学生寄せ書きエール
藤田医大岡崎医療センターに

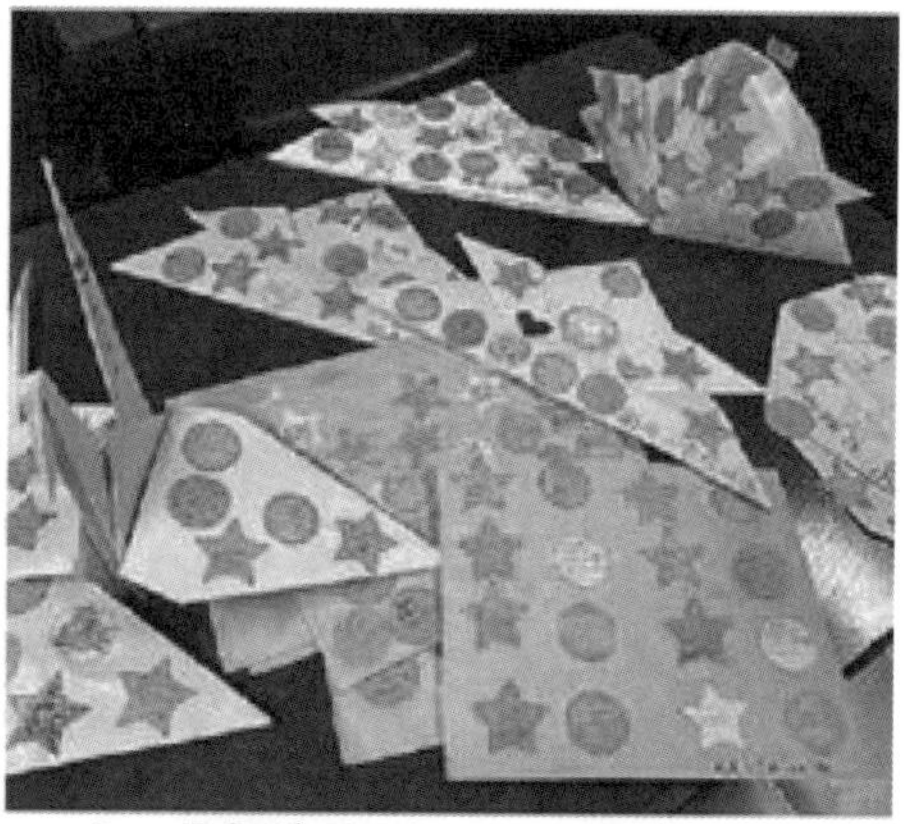

4～6年生のメッセージを貼り付けた折り紙の寄せ書き＝市立岡崎小学校提供

小学校の前に新しくできた病院が、感染者を受け入れた時の話です。他校の児童から、心無い言葉を投げかけられた児童がいるといいます。そんな子どもたちが、病と闘っている人たちに鶴を折りました。大人もこういう気持ちを大切にしたいと思いました。

「ウイルスに負けないでください」「毎日本当にありがとうございます」。大型クルーズ船ダイヤモンド・プリンセス号で新型コロナウイルスに感染した乗客らを受け入れている藤田医科大岡崎医療センター（愛知県岡崎市）の入所者や医療スタッフを応援しようと、センターの向かいにある市立岡崎小学校の児童約350人がメッセージを贈った。

同センターの受け入れ表明後、住民説明会などで同小の児童の保護者から子どもへの中傷を心配する声が上がっていた。実際に学校外でからかわれた児童もいたという。小田昌男校長は学年ごとの集会で「センターにいる方々の不安な思いや大変さに寄り添ってほしい」と児童たちに語りかけた。「悲しい、悔しい思いを、相手の立場になって考える機会にしたかった」と説明する。

小田校長の話を聞いた6年生が「センターにいる人たちを励ましたい」と話し合って寄せ書きを贈ることを決め、4〜5年生にも広がって約350人が参加した。2月26〜28日の休み時間や放課後に「勇気をもって」などと画用紙にメッセージを書き込んだ。児童が医療センター側に直接渡す予定だったが、3月2日から休校になったため、2月28日に校長と教諭が贈った。

（小川崇）

朝日新聞　2020年3月3日　朝刊　名古屋本社

できることなら…、
与える人になりたい。

巨大感謝状

病院に贈る

子ども食堂利用の子が寄せ書き

新型コロナウイルス感染者の治療にあたった岐阜市民病院の太田宗一郎院長に縦1㍍、横1・5㍍もある巨大感謝状が贈られた。5月にあった「移動こども食堂」を利用した子どもたちが、コロナ禍で働く医療従

ども食堂ぎふネットワーク」は5月、新型コロナウイルスの感染拡大の影響で各地で食堂が中止されたことを受け、県内5カ所をキッチンカーで巡る「移動こども食堂」を開催した。

人はそもそも「欲」の塊《かたまり》です。物をもらうと嬉しい。何かしてもらうと嬉しい。それなのに、与えてもらった時よりも、与えた時の方が嬉しいと感じるのは、なぜなのでしょう。それはきっと、「ありがとう」って笑顔で感謝されるから。

「ありがとう」医療従事者へ

岐阜市民

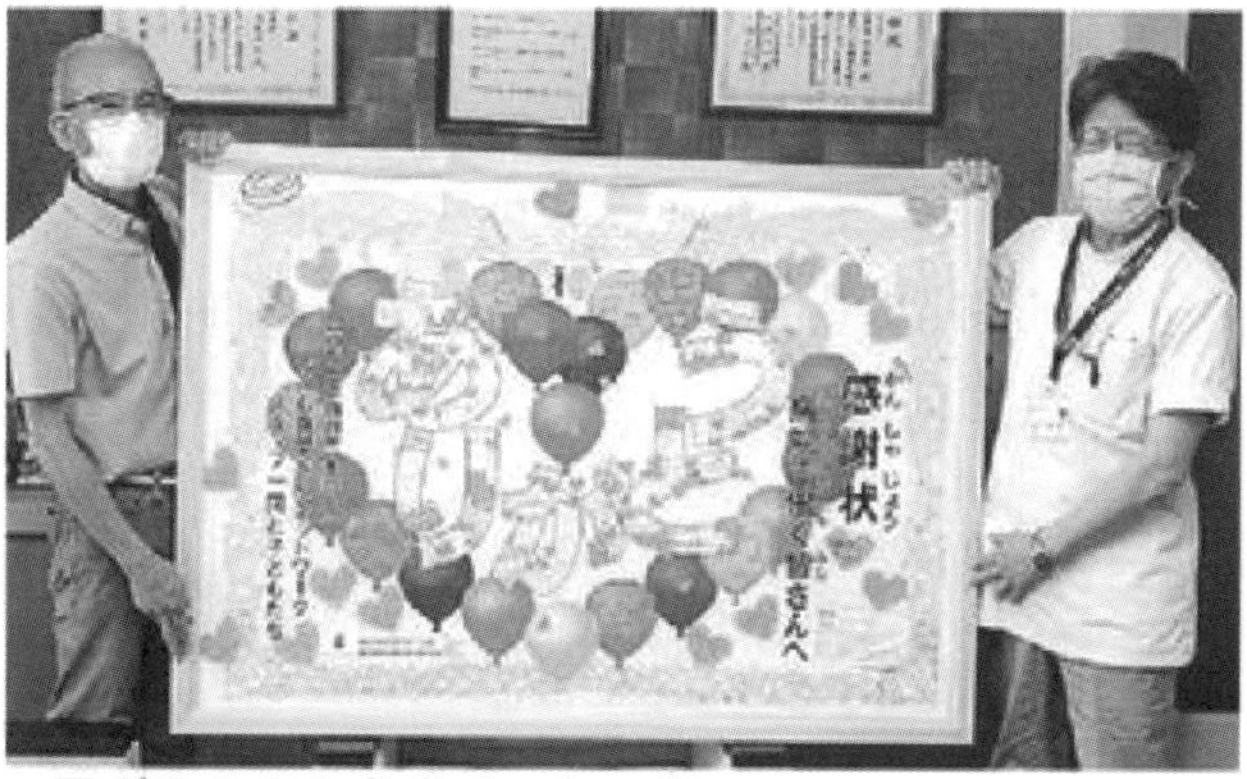

子どもたちからのメッセージが書き込まれた感謝状を受け取る太田宗一郎院長（右）

事者に寄せたメッセージが、感謝状の「ありがとう」の文字の中などにつづられている。

県内で子ども食堂を運営する37団体が加盟する「こ

その際に会場にメッセージボードを設置。約300人の子どもたちから「いつもありがとう　身体に気をつけて働いてください」「最前線で働いて本当に感謝しています」「日本が一つになってコロナに打ち勝ちましょう」などと、医療従事者への感謝の言葉が数多く寄せられた。

同ネットワークは、心温まるメッセージが書かれたボードに額縁を付け、感謝状に仕立てた。太田院長は「子どもたちの力強い応援メッセージに感動した。みんなが心の糧とし、気を緩めることなく第2波、第3波に備えたい」と話した。感謝状は院内に掲示する。

（松永佳伸）

朝日新聞　2020年6月30日　朝刊　岐阜全県

今、この瞬間も
頑張っている人たちに
「ありがとう」

一日の仕事を終えて帰宅して、ホッと吐息《といき》。会社に電車。食堂や取引先。感染の不安から解放される。でも、職場自体が「不安」の真っ只中で働く人たちがいる。大きな声で「ありがとう！」。

ありがとうを届けたい

主婦　佐藤　妙子68（新潟市中央区）

　連日大きく報道される新型コロナウイルス感染拡大のニュースを注視している。新潟を含む全国に緊急事態宣言が出され、危機意識を一層強めている。

　それでも、自分はまだ安心できると切に感じたのは、医療従事者たちが現場で奮闘する姿がメディアで紹介されてからだ。自分や家族の命さえ守られればという、私の安易で身勝手な考えが心底恥ずかしい。

　感染者への対応は、大きなリスクと隣り合わせだ。休日や休息さえもままならず、病床、防護服、消毒用アルコールなど医療用品・機器の不足のほか、医師や看護師らの感染が追い打ちをかけていると聞く。県の医師会も、危機感をあらわにしていた。

　それにしても、昼夜を問わず命を守るために医療の最前線で闘っている関係者には心底、頭が下がる。また、生活必需品を販売する店の従業員、物流や公共交通機関にかかわっている社員ら最低限の社会活動を維持するために働いている頼もしい方々には、感謝してもしきれない。

　これらのすべての人々に「ありがとう」の大きな声を届けたい。

毎日新聞　2020年4月27日　東京朝刊　内政面

みんなに届け、歌のエール

ミュージカル俳優　山崎育三郎

「ミュージカル界のプリンス」と称される山崎育三郎が、NHKの連続テレビ小説「エール」で、自信たっぷりでキザな言動がトレードマークの歌手、佐藤久志を熱演中だ。しかし、26日からの放送では、これまでと全く異なる久志を見せている。カギを握るのは「栄冠は君に輝く」。この歌に込めた思いを聞いた。

山崎演じる久志は、主演の窪田正孝演じる古山裕一の幼なじみ。戦時中、裕一が作曲した「露営の歌」などのヒット曲を歌うなどしたが、終戦後は一転する。戦時歌謡を歌っていたため、夢を応援してくれた父は周囲から非難された。自らを責め続け、酒浸りに。そんな時、裕一から歌ってほしいと頼まれるのが、夏の甲子園の大会歌「栄冠は君に輝く」だった。

撮影は、8月の真夏の野球場でも行った。その時に、この1年が走馬灯のように浮かんだという。

「コロナ禍で舞台が中止になるなど、人前に立つ場所が奪われてしまった。観客がいな

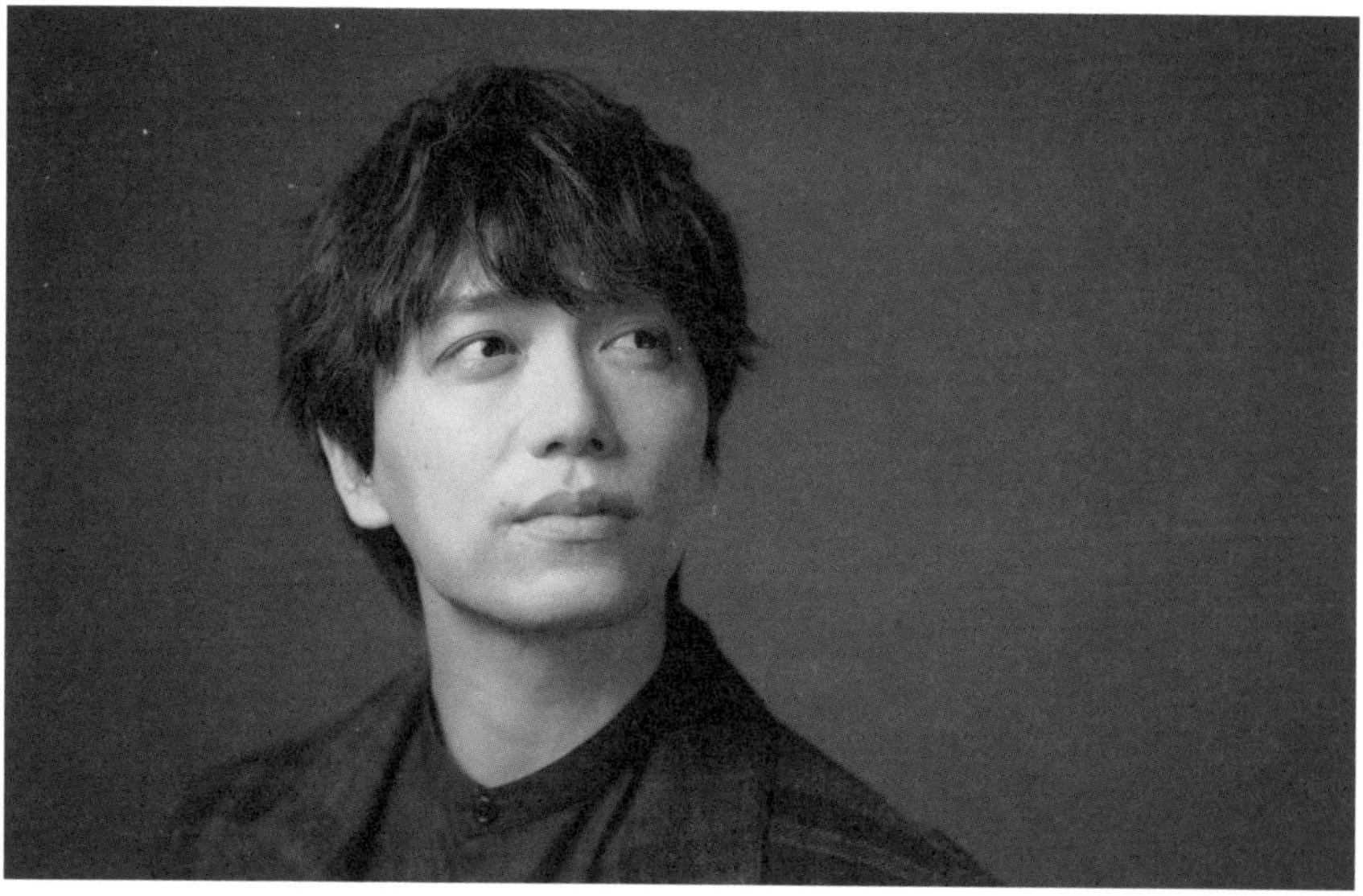

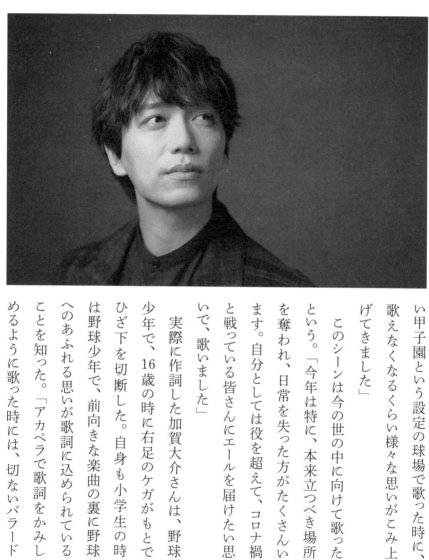

関口達朗 撮影

い甲子園という設定の球場で歌った時に、歌えなくなるくらい様々な思いがこみ上げてきました」

このシーンは今の世の中に向けて歌ったという。「今年は特に、本来立つべき場所を奪われ、日常を失った方がたくさんいます。自分としては役を超えて、コロナ禍と戦っている皆さんにエールを届けたい思いで、歌いました」

実際に作詞した加賀大介さんは、野球少年で、16歳の時に右足のケガがもとでひざ下を切断した。自身も小学生の時は野球少年で、前向きな楽曲の裏に野球へのあふれる思いが歌詞に込められていることを知った。「アカペラで歌詞をかみしめるように歌った時には、切ないバラードに聞こえる瞬間がありました」

5年ほど前、「ミュージカルの輪をもっと広げたい」との思いで、テレビ出演を本格的に始めた。「誰かが一歩を踏み出さないといけないと思いました。ダメかもしれないけどやってみようと思った時の一つの目標が朝ドラの出演でした。朝ドラは、ミュージカル俳優で言えば帝国劇場に立つようなものですから」

それをかなえ、自身だけでなく、多くのミュージカル俳優が「エール」や歌番組などに出演し、存在感を示している。「僕がテレビに出始めたころには考えられない状況で、革命的なこと。『エール』では歌声も披露でき、夢のような状況には感謝しかありません」

一つの目標を実現し、新たに挑戦したいことがあるという。「歌手として、自分の楽曲で紅白歌合戦に出たい、と思っています」（宮田裕介）

朝日新聞　２０２０年10月29日夕刊　大阪本社　※記事のレイアウトを改変しています

自分を大切にすることが、大切な人を守ることになる。

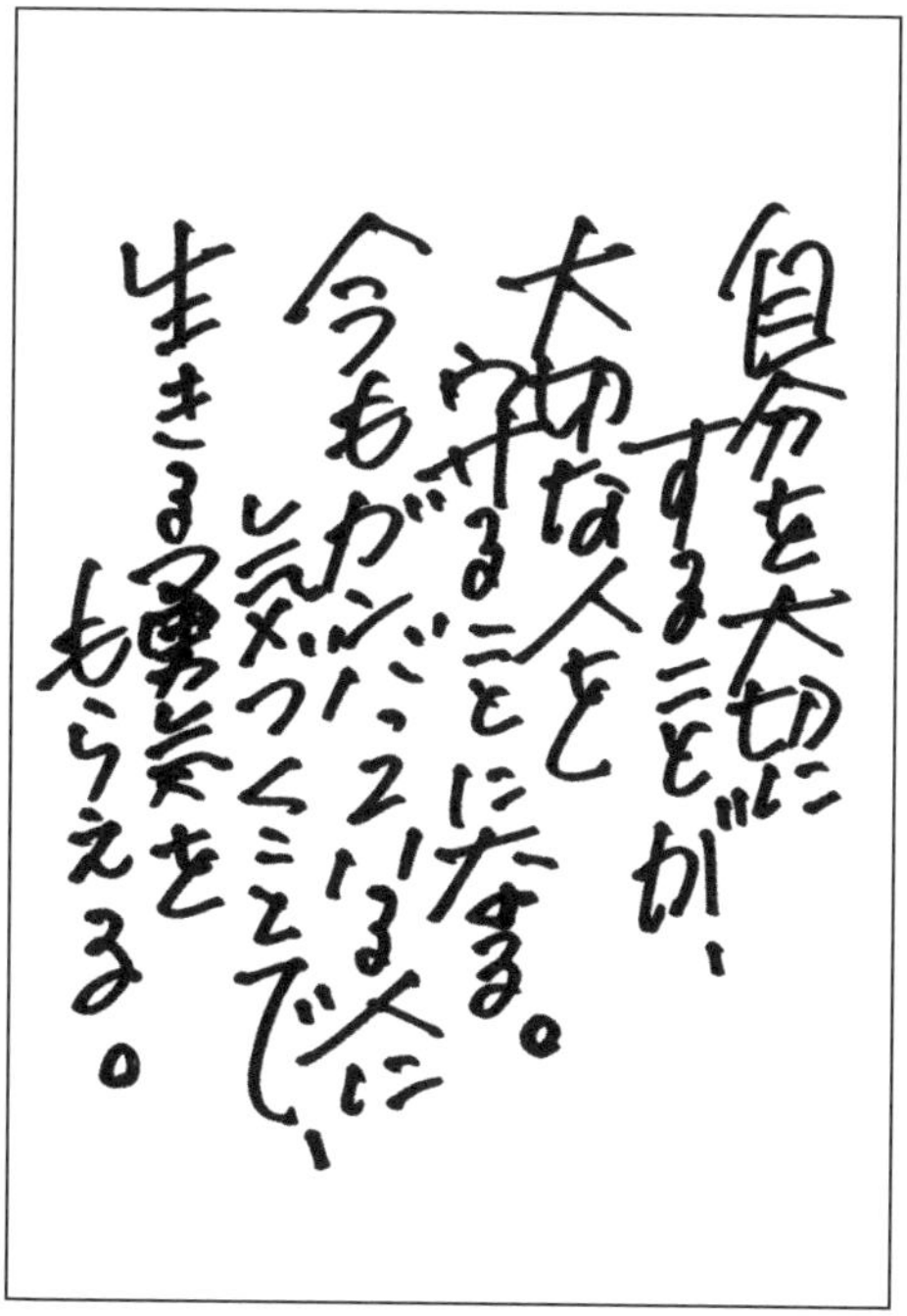
自分を大切にすることが、
大切な人を
守ることになる。
今もがんばっている人に
気づくことで、
生きる勇気を
もらえる。

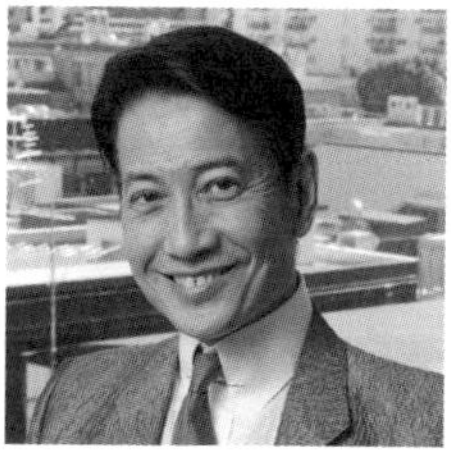
撮影／奈良巧

中谷彰宏　作家
1959年、大阪府生まれ。ビジネス書から、恋愛エッセイ、小説まで多岐にわたるジャンルで、数多くのベストセラーを送り出す。「中谷塾」を主宰し、全国で講演・ワークショップ活動を行っている。

作家　中谷彰宏

「自分は、どうなってもいいから、好きにするんだ」この発想が、人に感染させていることに、気づくといいですね。

「自分は、誰かのためにできることがない」誰かのために、小さな我慢をすることが、医療への協力になっています。

「勇気を持つには、どうしたらいいですか」

今のこの時間も、医療の現場で、頑張っている人の存在に気づけば、自分の中に生きる勇気が湧いてきます。

悪い事ばかりじゃないよね。
コロナ禍で学んだよ。
「思いやり」の大切さ。

かかり付けのお医者さんが、ガラガラでした。いつもは1時間待ちなのに。こっそり顔馴染みの看護師さんに尋ねたら、患者さんが激減しているとのこと。地域の大切な医院です。ちょっぴり経営が心配になりました。

寒さにも耐える歯科医に感謝

公務員　松島　春奈24（長野市）

先日、歯科医院に行ったが、換気のために窓をずっと少し開けてあった。歯科医院は飛沫《ひまつ》が飛びやすいため、必要な対策なのだろう。念のため暖かい格好をしていってよかった。予備で持っていった上着も身につけて診察台に座った。

しかし、それほど着こんでいたにもかかわらず、1時間弱の治療を終えた後は、寒さで体の芯まで冷たくなっていた。

たった1時間弱でもそうなのだから、そこで一日中働いている歯科医師や歯科衛生士、医療事務のみなさんは、どれだけ寒いことだろう。それも、換気以外の消毒などにも常に気を配りながら。肉体的にも、精神的にも、本当に苦労されていることだと思う。

歯科医院だけでなく、新型コロナウイルス関連病院のみなさんはもちろん、すべての医療従事者のみなさんが今、普段よりも大変な状況の中で、頑張ってくださっている。心から感謝したい。

それとともに私も、手洗いやうがい、アルコール消毒、マスクの着用など、今までしてきた感染対策を、これからも気を抜かずに続けていこうと思った。

毎日新聞　2020年12月13日　東京朝刊

「思ったこと」「できること」を「すぐに」動けることってスゴイ！

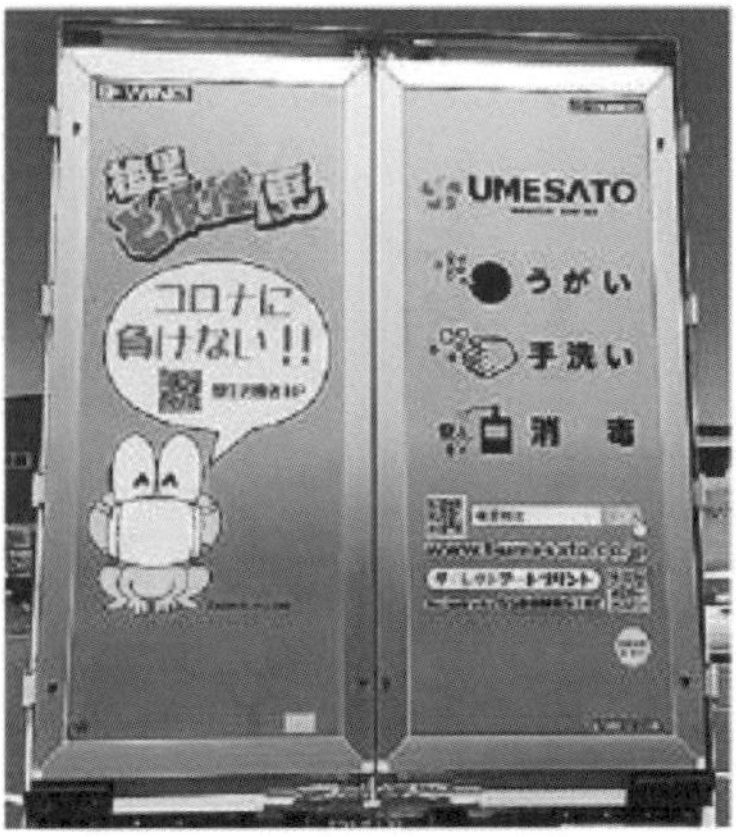

せて走る

京都　荷台にメッセージ

最前線で闘うあなた達《たち》はヒーローです——。こんなメッセージを荷台に印刷したトラックが、各地を走っている。新型コロナウイルスの対応にあたる医療従事者への感謝の気持ちを届けつつ、感染拡大防止に一役

みもあった。

文言は吉川さんが、デザインは社内で考え、10トン車と4トン車に印刷した。「走る大型看板で医療従事者を応援し、見た人にも自分ができることを考えてもらえたら」と吉川さん。

「思う」のは、簡単だけど、なかなか行動に移せないものです。だって、今は自分のことで精一杯だから。「見た人にも自分ができることを考えてもらえたら」。その一言に、勇気づけられました。何もできなくても、頑張っている人の応援くらいならできそうです。

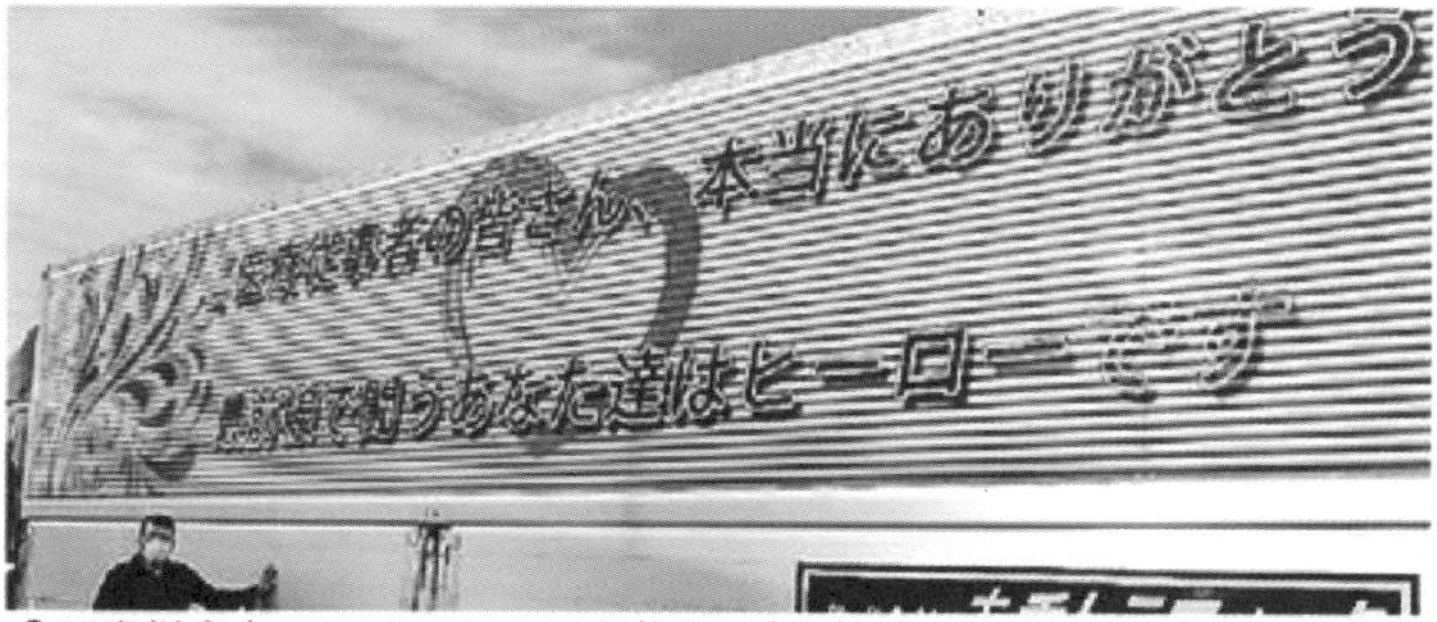

㊧医療従事者へのメッセージを荷台に印刷した10トン車。運転するのは吉秀トラフィックの菊地憲生さん＝２日、京都府八幡市、小西良昭撮影
㊨「コロナに負けない!!」と荷台に印刷した茨城県の運輸会社のトラック＝エスエスボンズ提供

医療従事者へ感謝 乗

買えたらと、京都の運輸会社が取り組んでいる。

このメッセージが書かれているのは、京都府八幡市の運輸会社「吉秀《よしひで》トラフィック」に勤める菊地憲生さん(46)の10トントラック。もとは無地だったアルミの荷台に記されている。「車への視線を日々感じる。『写真撮っていいですか』と言われることも」と話す。

メッセージは、同社社長の吉川秀憲さん(45)が４月下旬、「すぐできることをしたい」と発案した。運転手確保やＰＲのため、ふだんから荷台のデザインを重視し、車体プリントができる関連会社を持っている強

応援の輪広がる

同様の動きが広がっている。京都市伏見区の同業者は、吉川さんに10トン車３台の印刷を発注。プロバスケットボール、Ｂ１の大阪エヴェッサを支援する大阪市住之江区の運輸会社Ｆｕｔａｊｉｍａ Ｌｏｇｉは、別の会社に依頼して、球団キャラクターのまいどくんが換気や手洗いを呼びかけるデザインを４トン車に描いた。茨城県坂東市の運輸会社も「コロナに負けない!! がんばれ、日本」と印刷した車を走らせている。

（小西良昭）

朝日新聞　2020年6月10日　夕刊　大阪本社

戦場の祈り

言の葉大賞　最優秀特別賞　早稲田佐賀中学校３年 板垣 仁菜

やっぱり熱がある。学校が休みになって一ヶ月。外出してもいない。喘息《ぜんそく》の弟がいるから、感染には十分注意していた、つもりだった。私は手が震えた。味はする？頭が真っ白になった。誰に相談しよう。そう、もう一ヶ月母は家に戻っていないのだから。

私の手元には母の遺書がある。何かあった時の連絡先が書いてある。いつ用意したのか、数年先の私の成人式の着物の受け取り場所まで書かれていた。母に会えるだろうか？家族にうつせば、大好きな笑顔は奪われるだろう。弟は本当に乗り切れないかもしれない。大きく鳴る心音が鼓膜《こまく》を揺らし、痛みすら感じる。

恐怖で手が震えた。自分を恐ろしく思った。次々と恐怖の波は襲ってくる。私は、母が感じた恐怖を実感した。

呼び出し音が三回鳴る前に、懐かしい声が聞こえた。いつも私の電話はすぐにとってくれるから、私は邪魔《じゃま》しないようにしていた。「私、熱があって」いきなり電話が切れたが、四十分後に、母が白衣姿で家に現れた。母はすぐに私を車で自分の病院に連れ、診察をしてくれた。熱がある私を母の職場は嫌がるのではないかと心配したが、皆が温かく声をかけてくれた。結果を待っていると、不安そうな面持ちの人が診察室に呼ばれては、しばらくすると安堵した表情で出てくる。幸い私は新型コロナウイルス感染ではなかったが、そうであってもそうでなくとも、母達医療者には関係ない。彼らは最前線にいて、自分の恐怖の壁を乗り越え、人々の不安へ手を差し伸べている。母は、家族を守るため、自宅に帰らない方がよい、と泣きながら遺書をくれた。私は自分を躊躇《ちゅうちょ》なく迎えてくれた医療者の笑顔を生涯忘れることはないだろう。恐怖や不安は誰かを差別しても解決しない。まやかしだ。皆で心の恐怖の壁を乗り越え、医療者への差別をやめ、強くなろう。そう、明日救われるのは自分かもしれないのだから。

言の葉大賞

全国の小学校・中学校・高等学校より、毎年のテーマに合わせた大切な人への思いや強く感じた気持ちを自分の言葉で綴る作品を募集し、その優秀作品を言の葉大賞として顕彰する。2020年のテーマは「壁」。（主催 一般社団法人 言の葉協会 http://www.kotonoha-taisho.jp/）

前ページの「戦場の祈り」を執筆された板垣仁菜さんに、本書への掲載の許諾《きょだく》をお願いしましたところ、ご快諾《かいだく》をいただきました。ところが、その数日後、思わぬことが起きてしまいました。仁菜さんのひいお婆さん様が亡くなられてしまったのです。実は、ひいお婆様の退院を目前に、病院でコロナ患者が発生してしまい、ひいお婆様も濃厚接触者《のうこうせっしょくしゃ》として隔離《かくり》病棟に入院されていたのだそうです。

その日、仁菜さんから、当編集部にメッセージと作文が届きました。

「本日亡くなった、『ひいばあ』のために私にできることはないかと、考えました。何もできないから、編集される方にわたしの思いを伝えていただければと思います。ただ、家族がどんな思いでいるか、コロナにうちかつ本をまとめてくださいと、なんにもできない私はただ、そう願うことしかできません」

約束

板垣 仁菜

今日、ひいばあが死んだ。

コロナ病棟《びょうとう》にいたひいばあに、ようやく会えた。1ヶ月ぶりだった。

ひいばあは、恐ろしいほど痩《や》せていた。

私はひいばあの手を握ることすらできなかった。

96歳で、戦禍《せんか》を乗り越えたひいばあ。

戦争で家族を失っても、原爆が投下された日を経験しても、ただ、働いて生きてきた命を、今日このウイルスが奪《うば》った。

病院でどんなに不安だったろう。

どんなに苦しかったろう。

要塞《ようさい》のように封鎖《ふうさ》された病棟《びょうとう》で、ひいばあの目にうつる景色が青空でなかったことを、私は一生許せない。忘れない。

このウイルスは、狡猾《こうかつ》だ。健康な人の体を媒体にして、弱い人々を狙《ねら》っていく。健康な人には重症化させないことで、まるで共存できるかのような甘い期待をいだかせた。

健康な人のウイルスへの恐怖の感覚を鈍麻《どんま》させて、弱い人々へウイルスを運ばせる。

ひいばあは、命を持って教えてくれた。最後までたたかって、教えてくれた。

決してコロナを侮《あなど》るな!!と。

恐怖を忘れてはならない。正しく恐れ、ウイルス根絶《こんぜつ》を諦《あきら》めてはならない。この狡猾《こうかつ》なウイルスの罠《わな》におちてはならない。

ひいばあ、見える？　青空だよ。

昨日までの吹雪が嘘《うそ》のように、今朝は紺碧《こんぺき》の空が広がっている。

ひいばあが死んでも、街は変わらない。

ニュース番組が流れても、ひいばあの死が知られることはない。

だけど、私はひいばあの死をちっぽけな死なんかにはしない。

私たちは変わるのだ。

もう二度誰かの大切な人を奪われないよう、ウイルス根絶をめざしていく。

報道されない死の影に、きっとそう、同じように思っている人がたくさんいるのだから。

パックンが応援　メッセージ動画

お笑いコンビ「パックンマックン」　パトリック・ハーラン

お笑いコンビ「パックンマックン」のパックンことパトリック・ハーランさん（49）が、「新型コロナウイルス対策に役立ててほしい」と、県に150万円を寄付した。

パックンは米国出身でハーバード大卒。英会話講師として県内で過ごした時期があり、県の「ふくいブランド大使」も務めている。パックンは動画投稿サイト・ユーチューブで応援メッセージの動画も公開。「僕の大好きな福井を守ろうと頑張っている皆さんに、本当に感謝しています。全身全霊、応援しています」と励ましの言葉を寄せている。県の担当者は「福井を気にかけてくれて感謝している」としている。動画は県ウェブサイト経由でも閲覧できる。

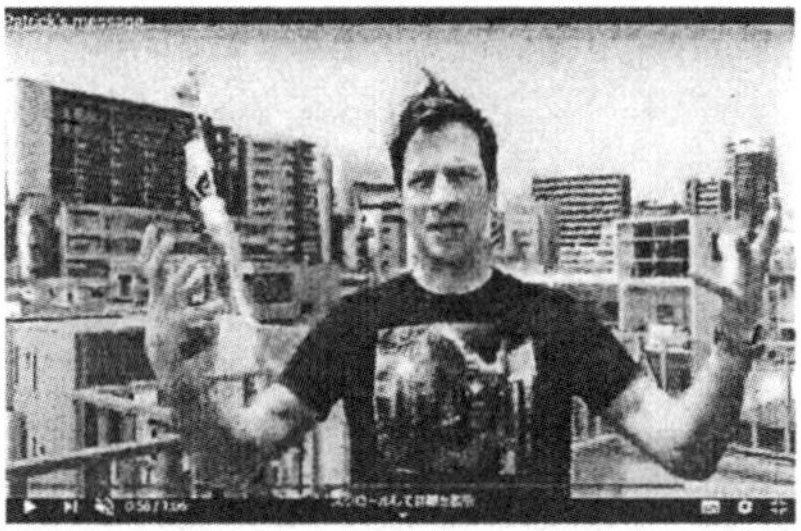

読売新聞　2020年5月30日朝刊　福井　※記事のレイアウトを改変しています

偏見、中傷、差別。
どうか消えて無くなりますように。

を励ます光

新型コロナウイルス対策の最前線に立ってきた医療従事者らを青い光で励ます「ブルーライトアップ」。県内でもコロナ禍が深刻化するにつれて、各地に広がった。一日も早い終息を。人々の願いも宿る。

新潟市中央区の市民芸術文化会館（りゅーとぴあ）は12日から毎日2時間、ガラス張りの建物が青く光っている。点灯初日、中原八一市長は「医療関係者への不当な差別や偏見もある。命と健康を守る皆さんへの感謝の気持ちを忘れず、偏見を持たないで欲しい」と呼びかけた。

長岡市の長生橋は2017年から黄色にライトアップされてきたが、コロナ禍の広がりを受けて青に。同市のランドマークでもある水道公園の水道タンクも、ふだんのオレンジ色から青に変わった。

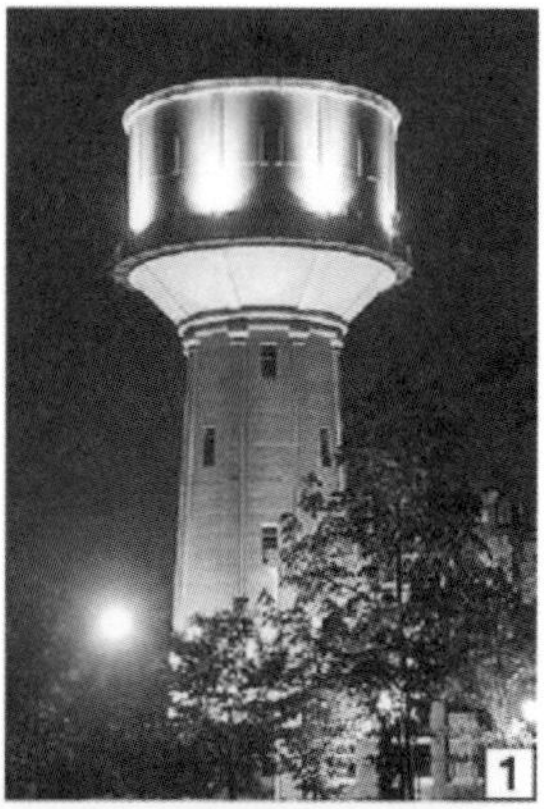

1

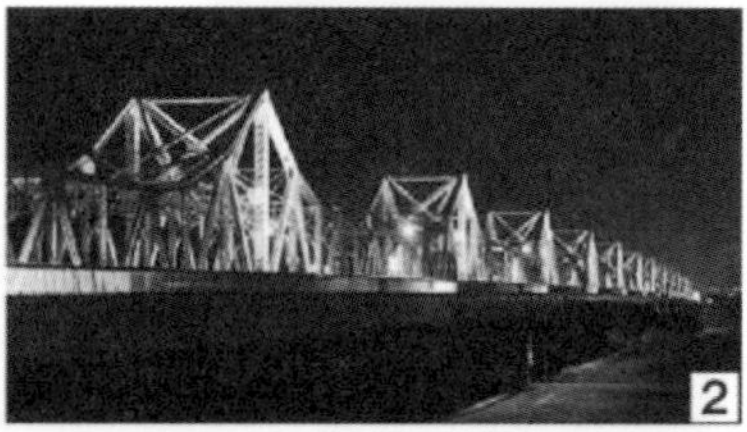

2

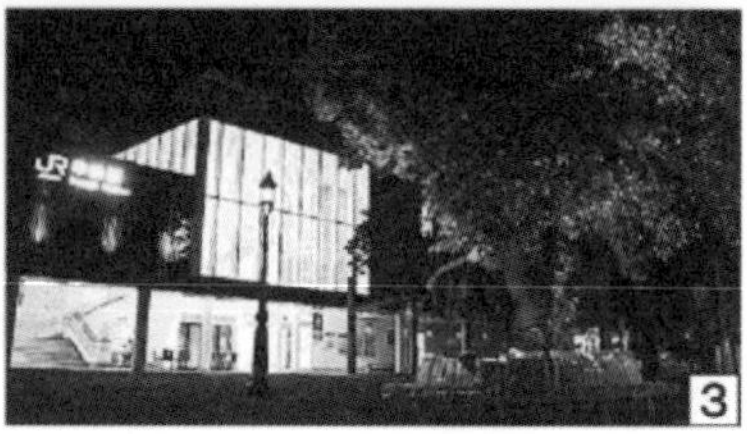

3

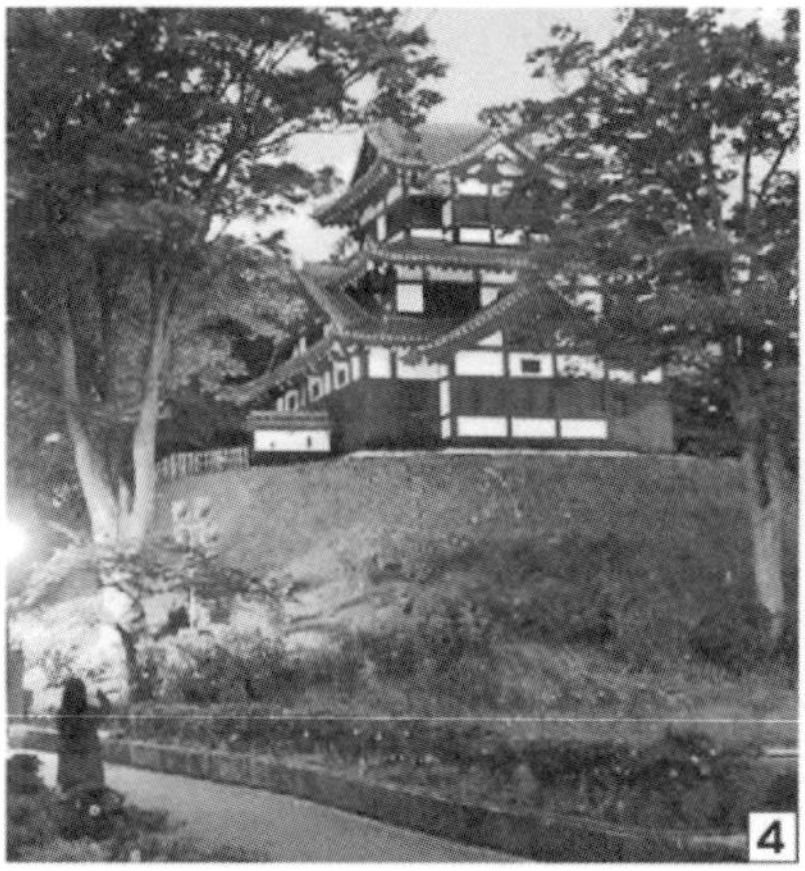

4

「光」を灯したい。「光」を当てたい。「光」は人の「思いやり」。「思いやり」で、人の心の奥底に潜《ひそ》む「陰」を照らしたい。今、この瞬間も頑張っている人たちに、「光」を届けたい。そして、「光」の「輪」をみんなで紡《つむ》いで明るくしよう。

医療者ら

県は医療従事者や社会生活の維持に働く人を励まそうと、青色が入った写真や、感謝を伝えるメッセージを募っている。応募は、インスタグラムの公式アカウント（@niigata_blue_message）をフォローし、「#にいがた青で伝えるありがとう」をつけて投稿する。ゆるキャラ41体が出演する応援メッセージ動画も県ホームページで公開している。

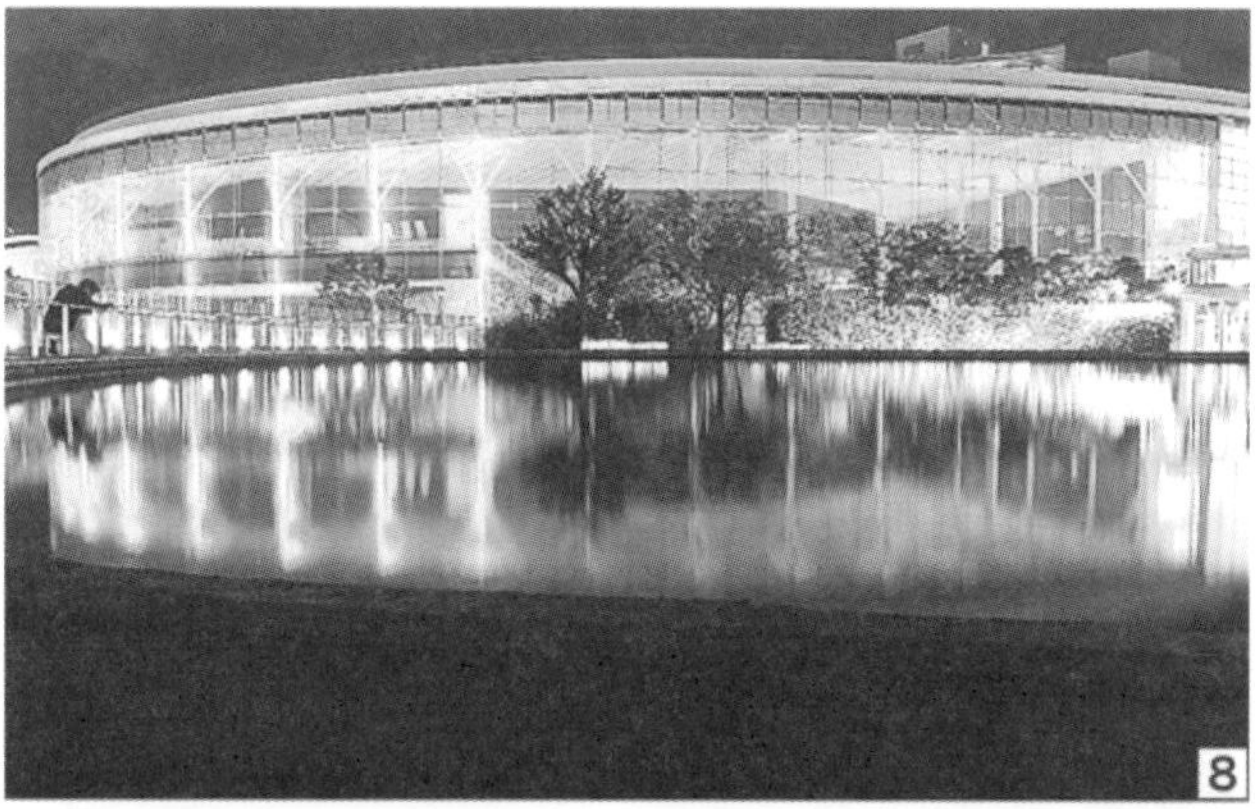

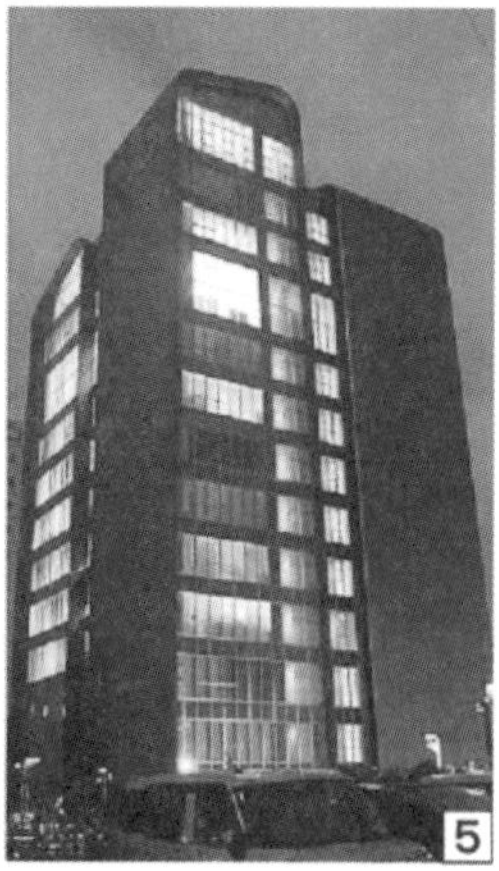

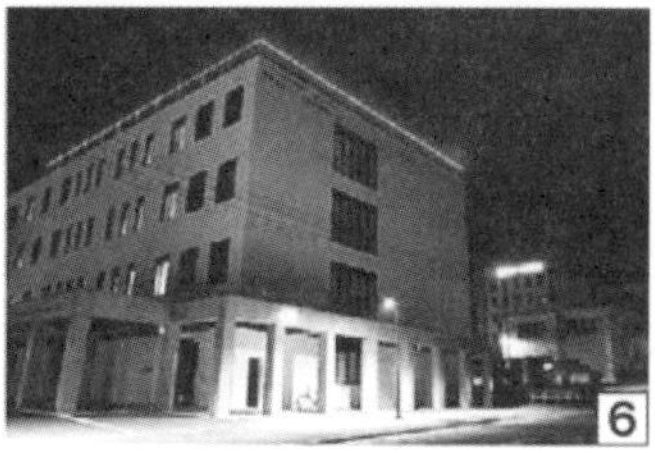

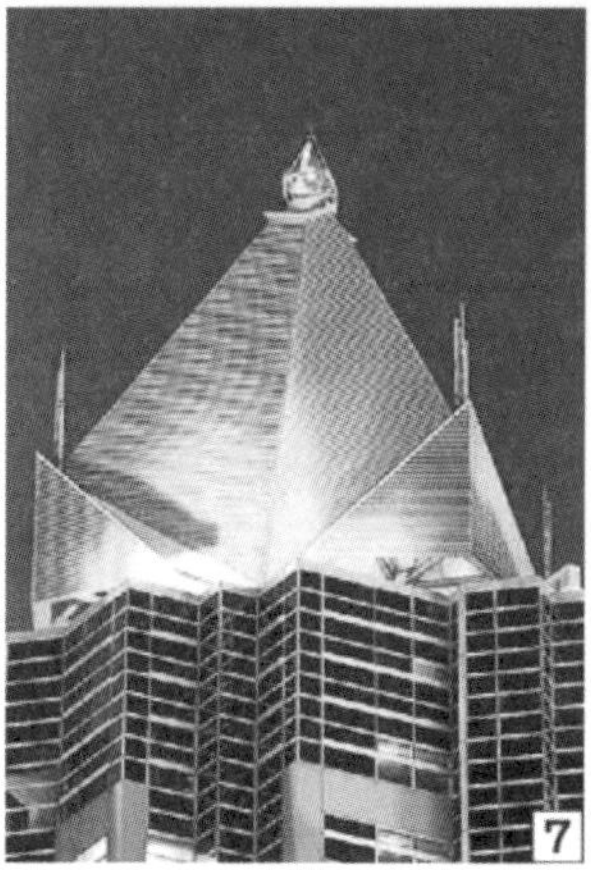

1長岡市のシンボル「水道タンク」
2信濃川に架かる同市の長生橋
3駅舎内やサクラを青く照らした胎内市の中条駅
4上越市の高田城三重櫓
5柏崎市のブルボン本社。各階の照明に青色セロハンをまいた
6県立十日町病院（奥）に並ぶ十日町市医療福祉総合センター
7空に光る新潟市の高層ビル・NEXT21
8水面に映える新潟市民芸術文化会館（りゅーとぴあ）

朝日新聞　2020年5月30日　朝刊　新潟全県

もしあなたが健康なら、
今すぐできる
「人助け」
があります。

知りませんでした。骨髄移植をするために、50人もの人たちの協力がいるなんて。でも、協力したいけれど、できない人もいる。残念ながら健康な人にしか献血はできない。とすると、ヘルプできるのは、健康な人の特権という考え方もできますね。

献血が不足　今こそ助け合いを

主婦　長野　智恵美
（奈良県　52）

新型コロナウイルスの感染拡大の影響で献血の協力者が減っており、輸血用の血液の在庫が不足し始めています。影響がこんなところにまで出ているなんて。

でも、私はどうすることもできません。7年前に慢性骨髄性白血病になり、治療法は骨髄移植だけでした。幸い素晴らしいドナー（提供者）の方に恵まれ、骨髄移植を受けて完治し、今は薬も服用せず元気に暮らしています。ただ、輸血したため、献血ができなくなりました。

骨髄移植の前に、赤血球を週1回、血小板を週2回の輸血を受けました。移植後はしばらく隔日で赤血球と血小板の輸血を受けました。合わせて50人以上の見ず知らずの方の善意で、命をつなぎました。生かされた命を思うと、感謝しかありません。

たった一人の命を救うために、こんなにたくさんの血液が必要になります。輸血用の血液製剤は利用できる期間が採血後4～21日間と短いものが多く、毎日約1万3千人ほどの協力者が必要です。

こんな時だからこそ、どうにかみんなで助け合い、立ち向かっていきませんか？

朝日新聞　2020年3月12日　朝刊　大阪本社

看護師志しアイドルを卒業 NMB山本彩加が見た夢の色

聞き手・阪本輝昭、山根久美子

アイドルグループ「NMB48」の人気メンバー・山本彩加さん（18）が昨年12月、看護師をめざしてグループを「卒業」し、芸能界を引退すると発表した。決断のきっかけは、新型コロナウイルスの感染拡大と、それに立ち向かう医療従事者たちの姿だったという。

―次世代の中心メンバーとして注目されている中での卒業発表でした。看護師になりたいという気持ちはいつから？

医療や看護に関わる仕事をしたいという思いは、小学生の頃、産婦人科を舞台とするテレビドラマ「コウノドリ」（2015年）を見たことで芽生えました。我が家では母と9歳年上の姉がともに看護師として働いており、医療従事者は身近な存在でもありました。4年半、アイドル活動をしながらも、その夢は常に胸の中にあったんです。

—この時期に決断したわけを教えてください。

新型コロナウイルスの感染拡大です。姉が勤務先でコロナの患者さんを担当するようになりました。家族への感染を防ぐためホテルで生活したり、帰宅できるようになってからは玄関からシャワーに直行したり。家族を感染させたくないという姉の緊張感がひしひしと伝わってきました。仕事中に着る防護衣には通気性がなく、「サウナスーツを着て動いているような感じがする」と私に語ってくれたことも……。それでも一人の看護師として使命を果たそうとする姉の姿は誇らしく、「私にも何かできないか」という思いが強くなりました。看護を学ぶ学校を受験して合格したのを機に決心しました。

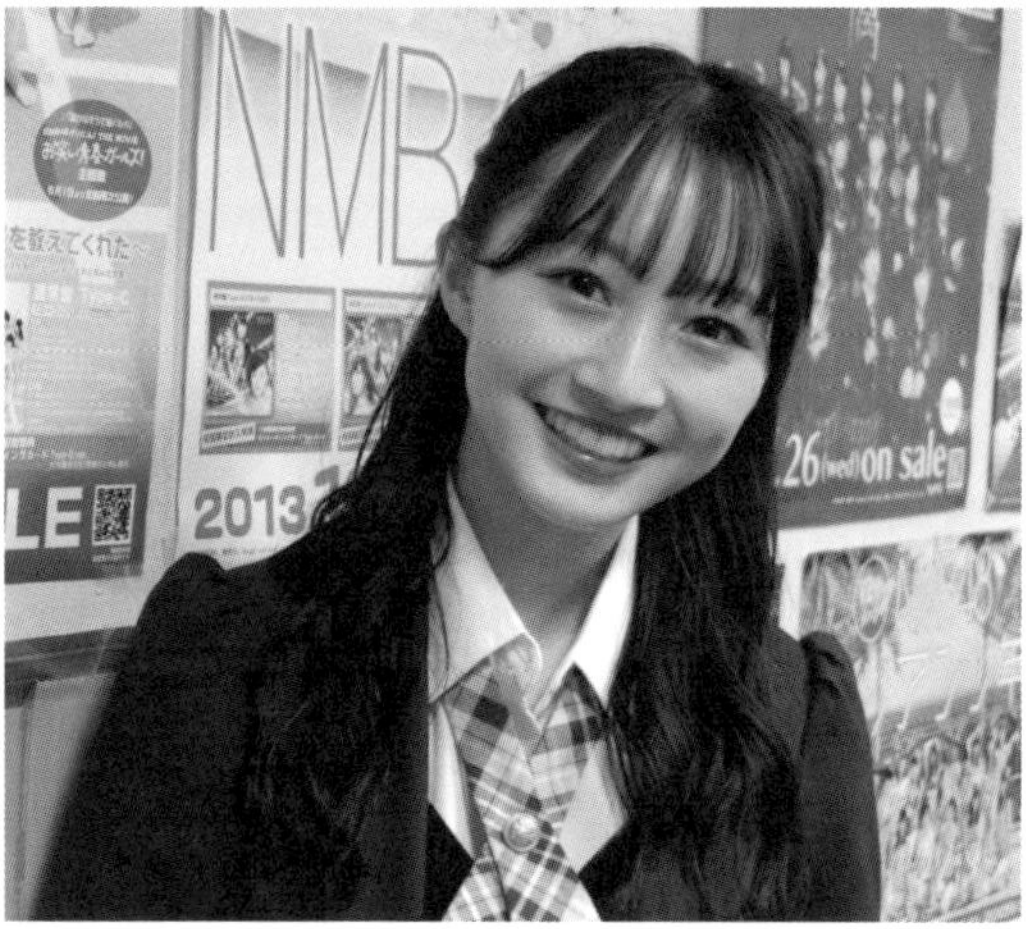

—この1年間、アイドルも活動を大きく縮小せざるを得ませんでした。どんなことを考えながら過ごしていましたか。

病気になったら誰かに診てもらえる、安心して治療を受けられる。それを皆、当たり前だと思っていたと思います。でも、実際にはそれを現場で必死に支える医療従事者の方々がいる。

コロナ禍は、私も含めた多くの人たちが「自分たちの生活や社会は、見えない誰かが支えてくれている」ことを実感として知るきっかけになったと思います。

私もアイドルとして、応援してくれるファンがいることや、活動の場があることを当然のように思っていた部分がありました。でもそれは勘違いで、本当は壊れやすいものの上にあった。こうした気づきを得たことも、私には大きな出来事でした。

朝日新聞デジタル2021年2月26日掲載　※記事のレイアウトを改変しています

笑顔は、未来への希望！

ソーシャルデザイナー
水谷孝次

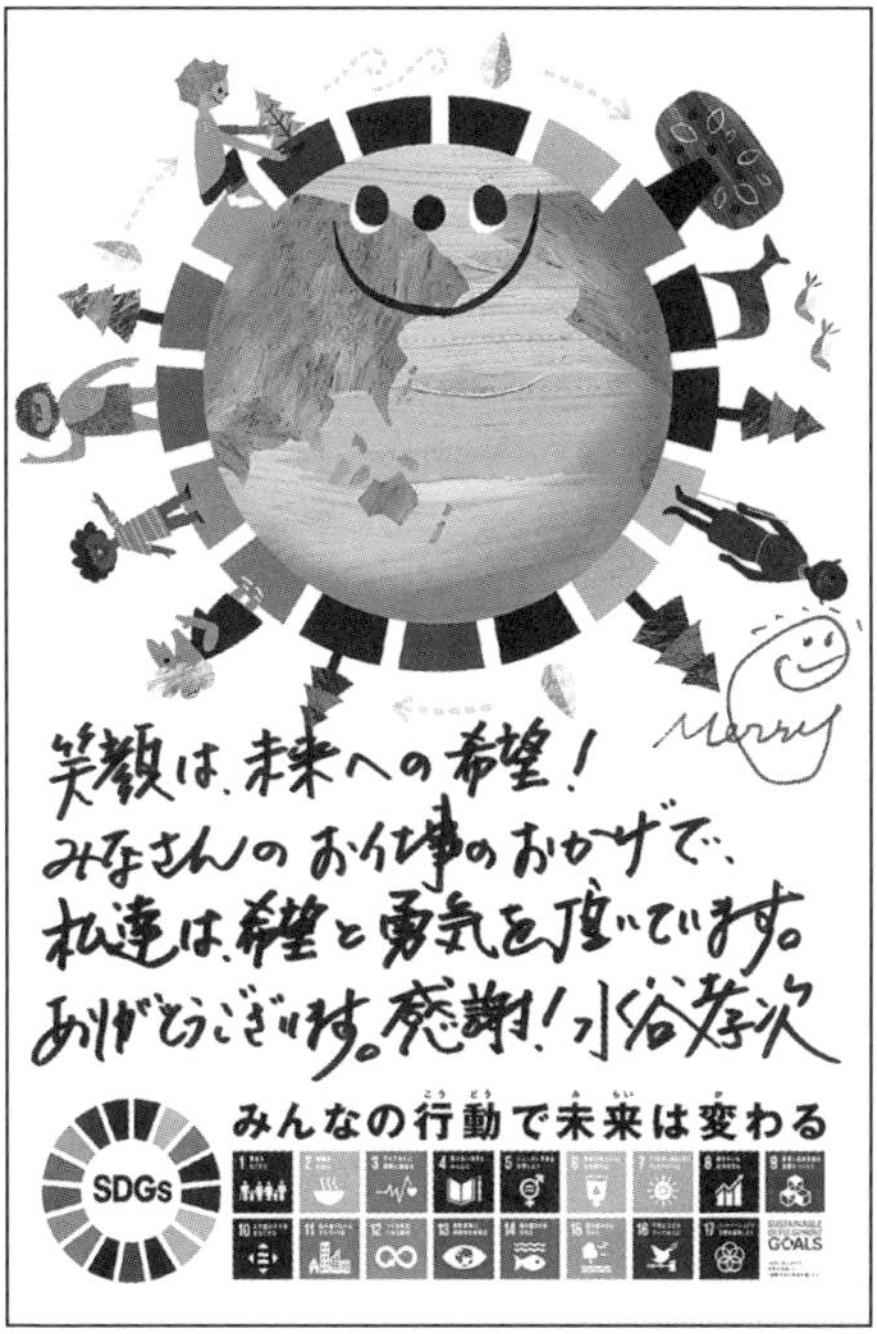
笑顔は、未来への希望！
みなさんのお仕事のおかげで、
私達は希望と勇気を頂いています。
ありがとうございます。感謝！水谷孝次
Merry
SDGs
みんなの行動《こうどう》で未来《みらい》は変《か》わる

医療従事者の皆さんは命懸けで治療に取り組んでいらっしゃる。本当に頭が下がります。僕がこのコロナ禍で気づいたことが医療従事者の方たちの志の美しさです。

この殺伐とした世の中で、人を助け、笑顔にして未来へ希望を与えていらっしゃることとは本当に凄いと感動します。助け合いの気持ちは、絶えずめぐり回っています、まるでメリーゴーランドのように。

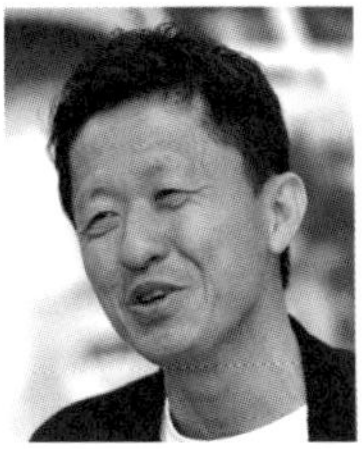

水谷孝次　**ソーシャルデザイナー**
ワルシャワ国際ポスタービエンナーレ展金賞など受賞多数。２００８年北京五輪の開会式で芸術顧問を務めた。近著に『みんなのＳＤＧｓ』（リベラル社）がある。

なにげない
ふつうの一日に

ありがとう。

会いたいけれど、会えない人がいます。故郷で病気がちのお父さん。施設にお世話になっているお母さん。自分だって、もしも入院したら、家族と面会すらかなわない。今日という一日を無事に過ごせることって、本当にありがたい。おかげさま、おかげさま。

笑顔から元気もらう

主婦　杉本　典子61（滋賀県甲賀市）

7日は世界保健デーだった。今年のテーマは、医療の最前線で医師とともに奮闘する看護師と助産師への支援。全ての医療従事者に感謝の心を届けたい。

主人が入院している病院も状況が段々厳しくなり、今は面会禁止。主人に寄り添うことも、笑顔で励ますことも、ゆっくり話をすることもできない。そんな中、病状悪化で心はささくれだつ。そんな自分に腹が立ち、ふいに涙があふれてくる。

一方、病棟で働く方々は、患者と家族をつなぐ作業など業務が増える状況にあっても いつも笑顔の対応で、本当に頭が下がる。

新型コロナウイルスとの闘いは長期戦の様相を呈してきた。けれどもみんなが心を合わせて団結すれば、必ず打ち勝つことができる。この危機を乗り越えた先の幸福を思い描かせてくれるような桜吹雪の中、入学式を迎えたセーラー服の女子高校生に出会った。そのキラキラした笑顔に元気をもらえた。おめでとう。

毎日新聞　2020年4月25日　東京朝刊　内政面

テレワーク出来ない人が支えてる
文明社会の根っこの部分

第37回朝日歌壇賞
作者　藤山増昭

朝日新聞　2021年1月10日

社会の「根っこ」で頑張る人に乾杯！

選者の永田和宏氏は「コロナ禍にあって逃げも隠れもできない人々の活動への視線が鋭い」と、評しています。ＩＴ社会が進んだとはいえ、実際に大勢の接客・運送・製造などに関わる人たちが頑張っていてくれるおかげで暮らしていけることを忘れてはならないのです。

第37回朝日歌壇賞

朝日新聞朝刊の短歌投稿欄の名称。掲載日は毎週日曜日。選者は、永田和宏、馬場あき子、佐佐木幸綱、高野公彦の４名。歌人４名がそれぞれの視点で秀作を選び、解釈や評価をする。はがき１枚に１作品を投稿。未発表作のみ。
（主催　朝日新聞　https://www.asahi.com/corporate/contact/11577894）

残された時間の大切さは
コロナ禍であっても
変わらないのです

両親と妻を看取《みと》りました。もし、今だったら…。ただでさえたいへんな介護の現場。そこへコロナ禍で、家族も医療従事者のみなさんも、神経を尖《とが》らせて緊張の連続だといいます。お願いです、コロナさん。どうかそろそろ、おとなしくしてもらえませんか。

朝日新聞　2021年1月20日　北海道本社

けんこう処方箋

くろまつないブナの森診療所所長　高橋琴絵さん

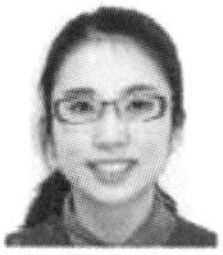

コロナ禍のみとり　全力支援

病院では、様々な病気で患者さんをおみとりします。当診療所は、最期が近い入院患者さんができるだけ家族との時間を持てるように、手浴《しゅよく》を一緒にしてもらったり、趣味や思い出の品を病室にお持ちいただいたり、と工夫してきました。

しかし新型コロナウイルス感染症が流行する今、家族との面会は制限せざるを得ません。みとりが近い患者さんに限って慎重に許可していましたが、流行拡大でそれも困難となりました。ほかの入院患者やスタッフが感染すれば命の危険があるだけでなく、新たな入院受け入れが難しくなるなど、通常診療に支障をきたすからです。

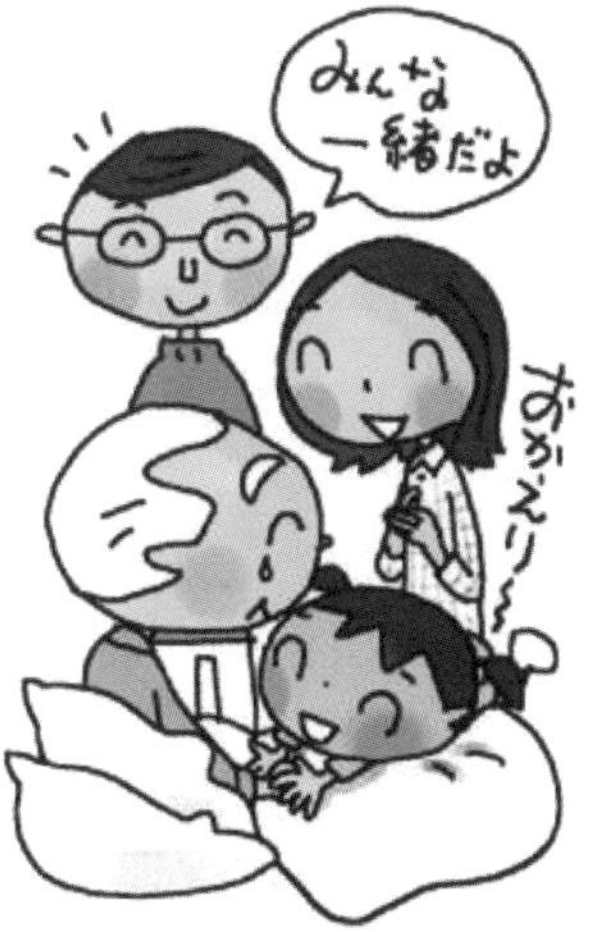

イラスト・佐藤博美

末期の胃がんで入院中に、脳梗塞《こうそく》を起こした患者さんがいました。意識レベルが下がり、残り少ない命であることは明らかでした。元気なころは「自宅に帰れたらいいが、それは自分のわがまま。家族に迷惑はかけたくない」と気をつかわれ、会話ができなくなってからもにっこりと笑顔で手を握り返し、私たちの背中をさするしぐさをされる方でした。コロナ禍で面会ができなくなってからは、会えない家族や親族からのお手紙が1通、2通と増えていきました。

私たちは考えました。どんなに工夫をしても自由な面会には及ばない。自宅に戻り、最後の時間を家族と過ごした方がよいのでは？　でも、本人は家族思いだから、家族が無理をして介護するのは本意でないはず。ならば家族にしかできないことをしていただこう。そばにいて手を握り、抱きしめてもらおう。生活のケアは、訪問看護や訪問介護、診療所の支援で対応できる。診療所にとどまることを望まれたら、スマホなどを使ってオンラインで面会してもらい、私たちが精いっぱいケアしよう——。

家族に提案すると、「もう長くはないなら、きっと家に帰りたいでしょう」「おむつを替えるのは大変？」「口のケアはどうやるんですか？」と、できることをしてあげたいという思いがあふれていました。訪問看護ステーションと社会福祉協議会と連携し、在宅ケアを手配しました。福祉施設が帰宅のための専用車両を貸してくれ、自宅の狭い階段での運び上げは救急隊が助けてくれました。様々な方の力で無事に帰宅でき、家族の喜ぶ顔が印象的でした。

人が亡くなるのは一度きりのこと。どんな選択であれ、医療者として大切な瞬間を全力で支えたいと思います。

辛い時に効き目のある呪文

「大丈夫、大丈夫、大丈夫」

と手を合わせて三回唱える。

心が弱くて悲しい言葉をついつい口にしてしまう人がいます。その上非難されたら泣きたくなる。でも、ちゃんと見ていてくれる人もいます。あなたが頑張っていること。一生懸命なこと。少なくとも神様は知っている。世の中捨てたもんじゃない。

朝日新聞 2020年9月8日 夕刊 大阪本社

初の感染者 罵声より花を

「感染ゼロ県」だった岩手

相次ぐ中傷 会社は説明尽くした

全国で唯一、新型コロナウイルスの感染者が「ゼロ」だった岩手県で、初めて確認されたのは7月末。県内1例目として発表された男性が勤める会社には直後から、中傷の電話が相次いだ。だが次第に、応援や励ましのメッセージが多く届くようになった。

社員の感染がわかったのは7月29日の夜。どう発表するか、社内で話し合った。生活インフラのガスを扱う企業として、日頃の感染症対策や社員が感染した際の対応は、2月から準備していた。

社員のプライバシーを守りながら、地域住民の不安を和らげるにはどうすればいいか――。最終的に、社員の感染と、顧客とは接触がなかったことなどを説明する文書をその日深夜、会社のホームページで公表した。中傷の声があれば、会社が盾になる覚悟だった。

31日に一部テレビや新聞で会社名が報じられ、バッシングの電話が相次いだ。

「感染者はクビにしたのか」「社員教育がなってないんじゃないか」

同じ人から何度もかかってきたり、30分以上話し続けられたりした。どう対応していいかわからず、ひたすら相手の話を聞いた。電話を取るのが怖いと言う社員もいた。

顧客に安心してもらうため、8月1日に県内の数千世帯へ説明の文書を送った。感染した社員は発症してから顧客との接点が一切ないこと、濃厚接触者の社員も全員陰性であることなどを記した。土曜日だったが、社員の多くが出社して作業にあたった。

激励も次々「とても心配」「誠意を確信」

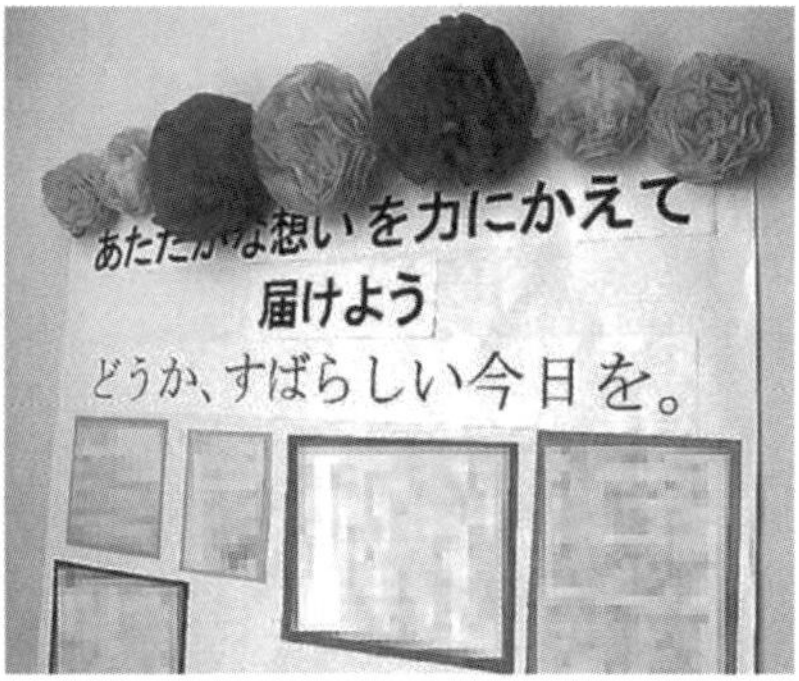
あたたかな想いを力にかえて
届けよう」
どうか、すばらしい今日を。
届いた手紙は、感染した男性が勤める営業所や親会社で掲示された（文面をモザイク処理しています）

その2日後だった。営業所に匿名でアレンジメントフラワーが届いた。小ぶりな赤い花が咲いていて、添えられたカードに「勤め先に届くのは中傷の言葉ではなく、花だと思いました」と書かれていた。

社員を気遣い、励ます手書きの手紙やメール、説明の文書を受け取った顧客からの電話が増えていったのは、そのころからだった。

「ちゃんと眠れていますか。とても心配です」「従業員の方が回復され、（中略。中傷に妨げられずに）正常に業務ができるようになる日が早期に訪れることを、切に願っております」「御社の誠意を確信しました。『我が家のガス屋さん』と胸を張ってゆきます」

県内だけでなく、関西や関東などからも励ましのメールがあった。スイカや手作りのさつまあげ、「疲れただろう」と甘いお菓子を差し入れてくれる人もいた。幹部は「震災などの災害時もガスや灯油を届け続けた社員の努力が届いていたんだ」と感じたという。

届いた手紙の文面は、社員が見られるよう社内に掲示した。

中傷の電話やメールは、社員の感染を公表してからの2日間がピークで約10 0件。応援メッセージも贈り物や手紙、電話やメールを合わせると、8月下旬までに約100件あった。

感染した社員は、順調に回復へ向かっている。検査で陰性だった濃厚接触者の社員10人も、健康観察の14日間を経て職場復帰した。

濃厚接触者の社員は「自宅待機中は孤独で、今まで通りの日常に戻れるのか不安だった。メッセージが励みになった」。幹部は「地域の方々を中心とした温かい励ましが、感染した本人や社員を支えてくれた。私たちの経験が、コロナへの向き合い方の参考になれば」と話す。（御船紗子）

「差別禁止」条例に明記■弁護士らと連携も

自治体 広がる動き

感染者らが誹謗《ひぼう》中傷や差別的な扱いを受ける事例が相次ぐなか、各地の自治体では専用の相談窓口を設置したり、人権侵害を防ぐための条例を制定したりする動きが広がっている。

長野県は「新型コロナ関連人権対策チーム」を設置。8月26日には専用電話による相談窓口を開設した。悪質な書き込みなどネット上の誹謗中傷の実態も把握し、法務局や県警、県弁護士会などと連携しながら対応にあたる。

鳥取県は、感染者らへの誹謗中傷や差別を禁じる条例を8月県議会で成立させた。条例では、感染者やその家族を特定するなどのプライバシー侵害も禁じた。また県は、感染者を中傷するSNSなどの文章や画像を保存する取り組みも8月に始めた。被害者が訴訟をする場合に、証拠として提供する予定という。

松江市の高校で寮生を中心にクラスターが発生して同校への中傷が相次いだことなどを受け、島根県美郷町も、感染者らへの誹謗中傷を禁じる条例の早期の制定を目指す。

感染した子どもや学校への差別を防ぐため、萩生田光一文部科学相も8月25日、児童生徒や教職員、保護者らに向けたメッセージを発表した。児童生徒らには「誰もが感染する可能性がある」とした上で、「感染者を責めないで」と訴えている。

大阪府は、感染者へのネット上の差別的な書き込みやタクシーの乗車拒否といった新型コロナ関連の差別や偏見の問題について、府人権相談窓口(06・6581・8634）で相談を受け付けている。

小さな助け合いの輪をつくる

小さな助け合いの物語賞　未来応援賞　道本ニコヤ（熊本県）

八月一日。私は元気に十五歳を迎えることができた。こうして、私がこの世界で中学三年生として生きることができているのは知らない方々に善意の協力をいただき、医療機関の方々に助けてもらい、家族に支えてもらえたからだ。

私は十二歳の時、重い病気にかかり、半年以上の入院を強いられた。その中で、抗癌剤《こうがんざい》治療をし、その副作用で髪の毛が無くなった。また、血液の成分が少なくなり、輸血を三十回以上行った。そのおかげもあり、徐々に体力をとりもどし、お医者さんや看護師さんに見送られながら病棟を出ることができた。こうして私のキツくて辛い入院生活は幕を閉じた。しかし、退院したら全てが解決とはならず退院から半年程はウィッグをつけた生活だった。そのウィッグは知らない方がヘアドネーションをして作られた私の宝物だ。今は、もちろん自分の髪で、体調が悪くなることも少なく、通院も三カ月に一度くらいで、とても元気に毎日を送ることができている。

「よしっ。次は私が社会に恩返しする番だ。」と最近よく思う。そう思うのには理由がある。

八月七日、私の母は骨髄《こつずい》ドナーとなって、骨髄を提供するため入院した。そして私の母と姉は献血ができるときには献血をかかさず行い、姉はヘアドネーションも行っている。また、姉の将来の夢は看護師だと言う。本当は私がすべきことなのに、何も出来ていないと無力感を感じる。

この世界では、見えない相手を救うためにたくさんの人々が献血、ヘアドネーション、ドナー登録等に協力している。これは「助け合い」で成り立っていることだ。自分の時間をけずって、時には痛い思いまでして辛さやキツさと闘っている人々を助ける。これがまさに「助け合う」ということだと思う。私は救ってもらう、助けてもらう側だった。次は救う、助ける側になりたいと強く思う。

私には夢がある。それは医者となってたくさんの人々に未来を与えることだ。闘病生活を通して、医療関係者がすばらしいと思ったことはもちろん、コロナ禍を通して、医療関係者がたくさんの人々に必要とされている存在であることを改めて強く感じさせられた。

私は、今はまだ中学生で社会においてとても小さな存在だ。また、私にできることは限られている。しかし、受験生の今、進路について本格的に考え、これから助けを必要としている人達の心に寄りそうためにどうしたら良いかを自分の中で深めていきたい。

この社会全体で、小さな助け合いの輪がたくさん作れるように、これから一歩ずつ未来に進んでいこう。

小さな助け合いの物語賞

社会における「助け合い」の心の大切さを伝えるため、「誰かに助けてもらった感謝の気持ち」、「人を助けることで感じた幸せ」、「助け合うことで達成した目標」など、皆さんの体験した「小さな助け合い」をテーマにした作文を募集。（主催　一般社団法人　全国信用組合中央協会　https://www.shinyokumiai.or.jp/overview/about/writing11/）

comment

「病気を治してくれた先生のようなお医者さんになりたい」「お爺《じい》ちゃんに優しくしてくれたような看護師さんになりたい」。そんな志望動機で医療の道を歩む人たちがいます。そんな若者たちのおかげで、私たちは安心して暮らしていけるのですね。

第2章
わたしたちにできること

short
essay

いま、私にできること

持病があります。

そのため、五カ所の病院へ定期、不定期に通院しています。

どの医療施設も、入口に入った瞬間からピリピリとした雰囲気が伝わってきます。検温、消毒、マスク、フェイスシールド、待合室の間隔の確保はもちろんのこと、手荷物は指定のカゴ（スーパーのレジで使うもの）に入れて診察室に入るように指示されている病院もあります。廊下で誰かが、コホンと咳《せき》を一つすると、一斉《いっせい》に振り向きます。その場にいる間、「まさか感染しないだろうなあ」と、ドキドキします。

私は、診察に訪れる時だけのことですが、医療従事者の皆さんは一日中気を遣わなくてはいけません。

友人から電話がかかって来ました。いつも元気な人なのですが、声が沈んでいます。事情を尋ねると…。

「さっき、娘を送り出したんだ。ひょっとしたら、これが最後になるかもしれないと、悪い事ばかりが頭をよぎって泣いてしまったんだ」

と言うのです。友人のお嬢さんは、看護師をしています。コロナ感染者病棟の勤務が決まり、「家族感染」「通勤感染」を防ぐために、病院のすぐ近くのアパートに引っ越して一人暮らしをすることになったというのです。

父親としての気持ちを慮《おもんぱか》ると、胸が張り裂けそうでした。

私の弟は、重度の心身障がいがあり、施設に入所しています。第一波がマスメディアで騒がれる前に、施設から一通の手紙が届きました。「万一の感染を予防するため、一切の面会を控えさせていただきます」と。私の両親は、障がいを持っている弟を育てるため、筆舌に尽くしがたい苦労をして来ました。母、父と続けて看取《みと》る際、「弟を頼む」と。ですが、今、顔を見に行くことさえ、許されません。

医療の現場で、今、この瞬間にも不安や疲労に耐えて頑張っている方たちに、何かできることはないだろうか。自分に問いますが、答えが見つかりません。そんな話をしたら、かかりつけの病院の先生に言われました。「君が感染しないように注意することが一番嬉しいよ」と。

そう、それこそが、医療従事者の皆さんへの一番のエールになるのではないかと思いました。

私だけが辛いんじゃない。
みんな
いろいろ
あるんだよなぁ。

いつも笑顔の人がいます。こんなに辛い時でも、なぜか笑顔の人がいます。「なんで、そんなに幸せなの？」と尋ねてみたくなります。でも、口には出さないだけで、誰もががむしゃらに頑張っているんですよね。

窓　みんな思ってた

終電まぎわの列車に揺られ、斎藤泰臣《やすおみ》さん(43)はひとりぼんやりとしていた。窓ガラスの向こうを夜が流れてゆく。横並びのシートには数人が座っていた。サラリーマンやイヤホンをつけた若い人。車内にはレールの音だけが響いていた。

ＪＲ長崎線。佐賀県内の自宅へ帰る途中だった。数年前の暮れのことだ。

やがて、小声の会話が斎藤さんの耳に入ってきた。

「病院まで遠い……」

「さいごの会話に……」

近くに座っていた60代くらいの男女。夫婦だろうか。2人で携帯電話を見つめている。

「電話した方がよかよ」

「迷惑になる。駅に着いてからでよかやん」

せかす妻。周囲を気にする夫。列車は音を立て、走り続ける。2人の声も少しずつ大きくなった。

「意識がなくても耳は聞こえるって。おとうさん、待っとるよ」「列車だから、かけられんやん」

夫の父親が危篤で、駆けつけようとしている。でも間に合わないかもしれない。そんな状況が伝わってきた。

どうぞ電話してください、と話しかけようか。いや余計なお世話かもしれない。でも――。

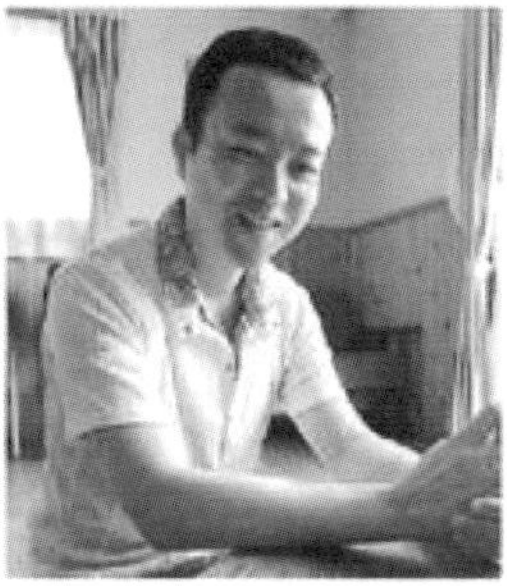

斎藤泰臣さん＝佐賀県鳥栖市

緩和ケア病棟の看護師として何人もの患者を看取《みと》り、最期に間に合わなかった家族の姿も見てきた。やっぱり、声をかけよう。そう思って立ち上がろうとしたときだった。

40代くらいの女性が夫婦に近づいた。「電話した方がいいですよ」。周りの乗客も、大きくうなずく。

夫は携帯を耳にあてた。「お袋、親父《おやじ》の耳元に携帯ば置いて」。それから、一気に話し始めた。

「親父が一生懸命働いてくれたから、俺たちは腹いっぱい飯が食えて、少しもひもじい思いはせんかった。心配しないでよかけん」

ありがとう、と語りかける言葉も聞こえてきた。電話を切った夫は下を向き、泣き声をこらえる。その肩を、妻がさすっていた。

しばらくして駅につくと、夫婦は周囲に頭を下げて降りていった。入れ替わりで乗ってきたのは、ほろ酔いの若い数人。車内が急に、にぎやかな空気に包まれた。

斎藤さんは、動き出した窓の外を眺めながら、さっきの電話を思い返した。「ひもじい」という言葉が耳にのこる。戦後の厳しい時代に育ててくれた父親への感謝だったのだろうか。

「その声は届いたはず」。たまたま乗り合わせた自分が、見知らぬ誰かの最期を思う。車内みながそうだったように思えた。

停車中に流れ込んだ師走の冷気は、いつの間にか消えていた。

（佐藤恵子）

朝日新聞　2020年7月26日　朝刊　東京本社

会えなくたって、
心は通じるよ。

本当は、「会う」のが一番いいに決まっています。でも、会わなくても、心は通わせられるし、温もりも伝わるはず。会ったら恥ずかしくて言えないことも、言えるかもしれません。

入院の夫に「幸せ」メール

主婦　津田　和子73（大阪府高槻市）

昨秋、75歳を迎えた夫が体調を崩し、入退院を繰り返すようになりました。毎日面会に行っていたのですが、新型コロナウイルスの感染予防のため、それがかなわなくなりました。それで私が「1日1回は様子をメールして」と頼むと、「そちらから、うれしかったことや楽しかったことを知らせてくれたら、僕も元気になる」という返事がありました。

それから私は「孫が暑さ対策で丸坊主にして、とっても可愛らしいよ」などと毎日メールを送りました。甘いスイカを頂いたこと、老人会からマスクをもらったこと、ベランダのゴーヤーに実が三つついたこと、近所の人が「大変な時はいつでも車を出すよ」と声をかけてくれたこと。そういう日常の喜びや幸せを探して、メールを送り続けています。

先日から短時間の面会が可能になりました。しかし、この「幸せ報告」メールは今後も続けるつもりです。

毎日新聞　2020年6月23日　東京朝刊　内政面

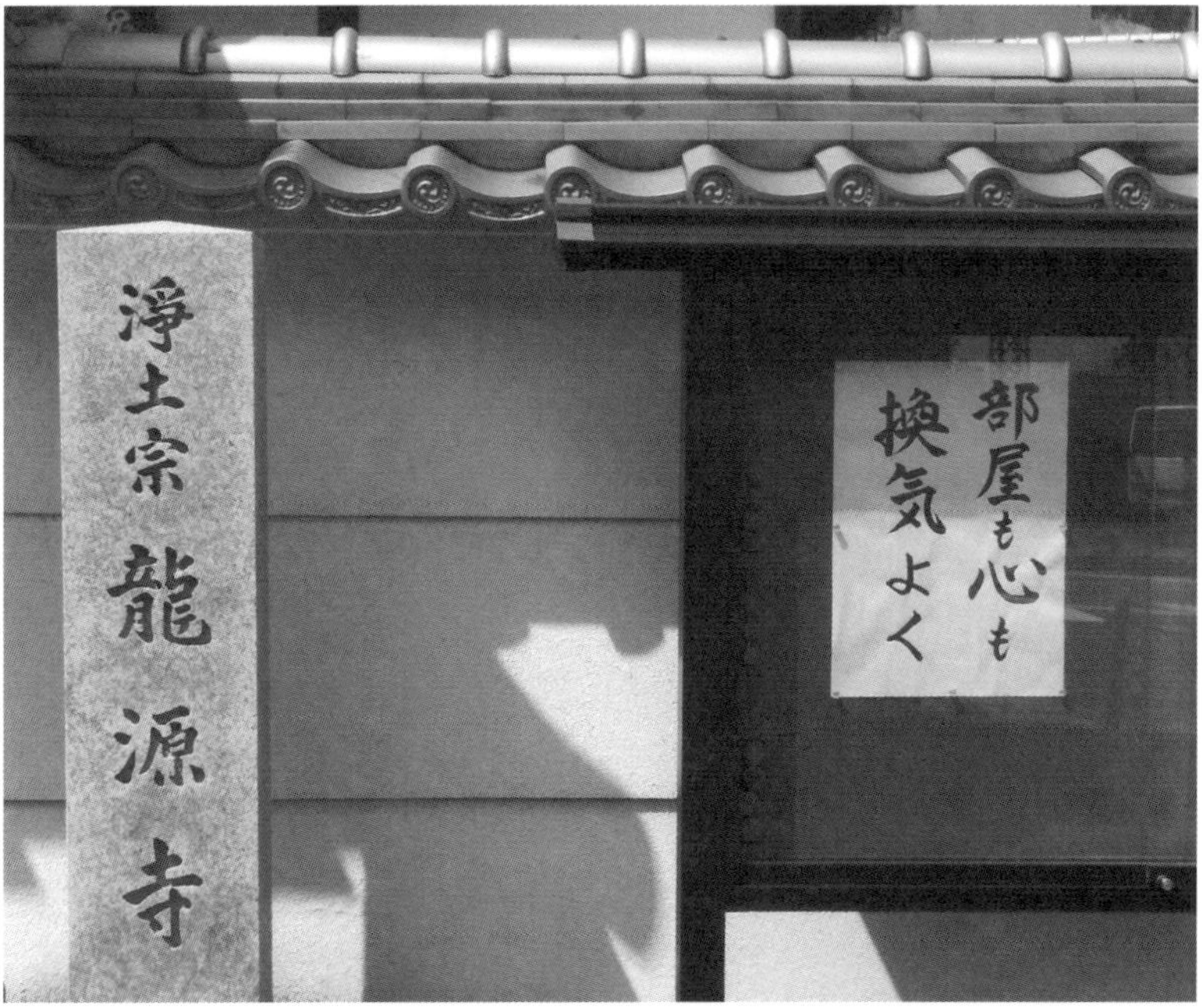

「輝けお寺の掲示板大賞」 文化時報賞

受賞者　よっき @yokki256

撮影寺院：龍源寺（浄土宗・京都市伏見区）

いかん、いかん　ついつい忘れがち

講評

新型コロナウイルスということばを使わず、コロナ対策の肝を端的に表した標語。晴れた日に本堂の戸を開け放ち、心を整えるさわやかな情景が目に浮かびます。七五調で覚えやすく、換気のたびに口にしたいと思いました。

輝けお寺の掲示板大賞

お寺の掲示板の写真データをツイッターやインスタグラムに投稿し、その標語内容の有難さ・ユニーク・インパクト等によって入賞を決定する企画。
（主催　公益財団法人仏教伝道協会　https://www.bdk.or.jp/kagayake2020/）

「恩送り」

人から受けた親切を
他の人に送ってゆく

人に親切にすると、自分にも巡り巡って返ってくるという意味。マスクを送った匿名の人たちにも、きっとたくさんの「幸せ」が訪れることでしょう。

「マスクない」投稿に善意

本紙「声」欄 読者2人から届く

鳥取の主婦「みんな不安なのに…」涙

「まだ1枚のマスクも手にしていない」。朝日新聞の「声」欄に9日、新型コロナウイルスの感染拡大によるマスク不足を嘆く、鳥取市の主婦・畠山由美子さん(71)の投稿が載った。数日後、朝日新聞大阪本社に「畠山さんに送ってほしい」と、読者2人から善意のマスクが届いた。

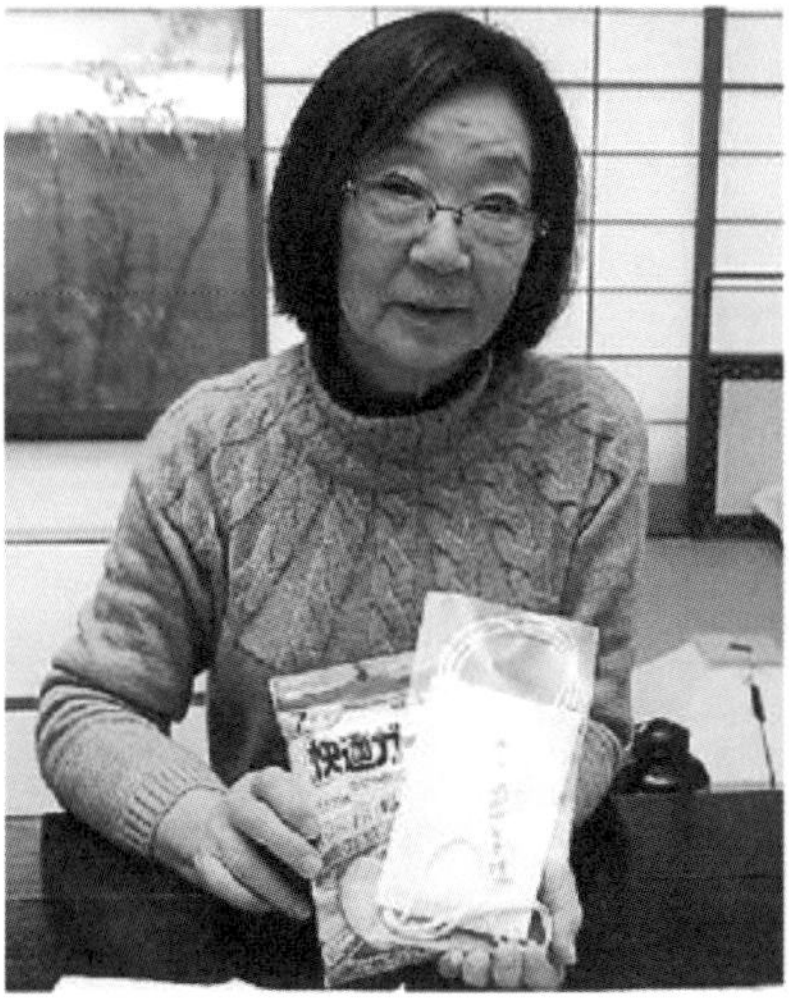

届いたマスクを手にする畠山由美子さん＝鳥取市

16日、畠山さんの自宅にマスクが届けられた。封筒の中に入っていたのは、岡山県の読者から贈られた市販のマスク3枚。大阪府の読者からは、7枚入りの市販のマスクと、マスクの作り方が記されたメモ、そのサンプル品、耳にかける部分に使えるゴムが入っていた。それぞれ直筆の手紙も添えられ、「私の手元も残り少なく、取り急ぎ3枚同封させて頂きます」「心痛みます。早く終息して欲しいですね。お元気で！」などと書かれていた。

畠山さんは糖尿病を患っており、夫にも高血圧や不整脈などの持病がある。高齢者や基礎疾患がある人は、新型コロナウイルスにかかると重症化しやすいことがわかっている。このため、畠山さん夫婦は感染防止に人一倍気を使い、外出も可能な限り控えている。

それでも、通院時などはマスクを着けて出かけたい。しかし、マスクは一枚も売っていない。ハンカチや家にあった余りの布を使い、1枚30分ほどかけてマスクを手作りした。耳にかける部分にちょうどよいゴムが見つからず、孫の紅白帽で使ったゴムを半分に切って代用した。

マスクの転売を規制する動きもあり期待したが、売り場はすっからかんのままだ。トイレットペーパーやゴミ袋も店頭からなくなり始めると、買いだめしておきたくなる気持ちも理解できた。いつまでこの不安が続くのだろう。そんな戸惑う気持ちを「声」欄に投稿した。

届いたマスクを目にすると、優しさに心が震えた。机に並べ、思わず夫と2人で泣いた。「みんなが不安な状況で、ましてや見ず知らずの他人に分けてくれるなんて。こんな行動、自分にはできるだろうか」。畠山さんは、今後の人生での大きな宿題をもらった気持ちでいる。

（宮城奈々）

朝日新聞　2020年3月24日　朝刊　鳥取全県

どうも歳を取ると、
こういう話に弱いんです。

テレビで、ごみ収集員のみなさんのご苦労の様子を見ました。使用済みのマスクが、カラスに漁《あさ》られた袋から飛び出している。クラスターが発生した病院に、決死の覚悟で収集に出向く。心から「ありがとう！」と言いたいです。

新型コロナ

ごみ収集員に手作りマスク

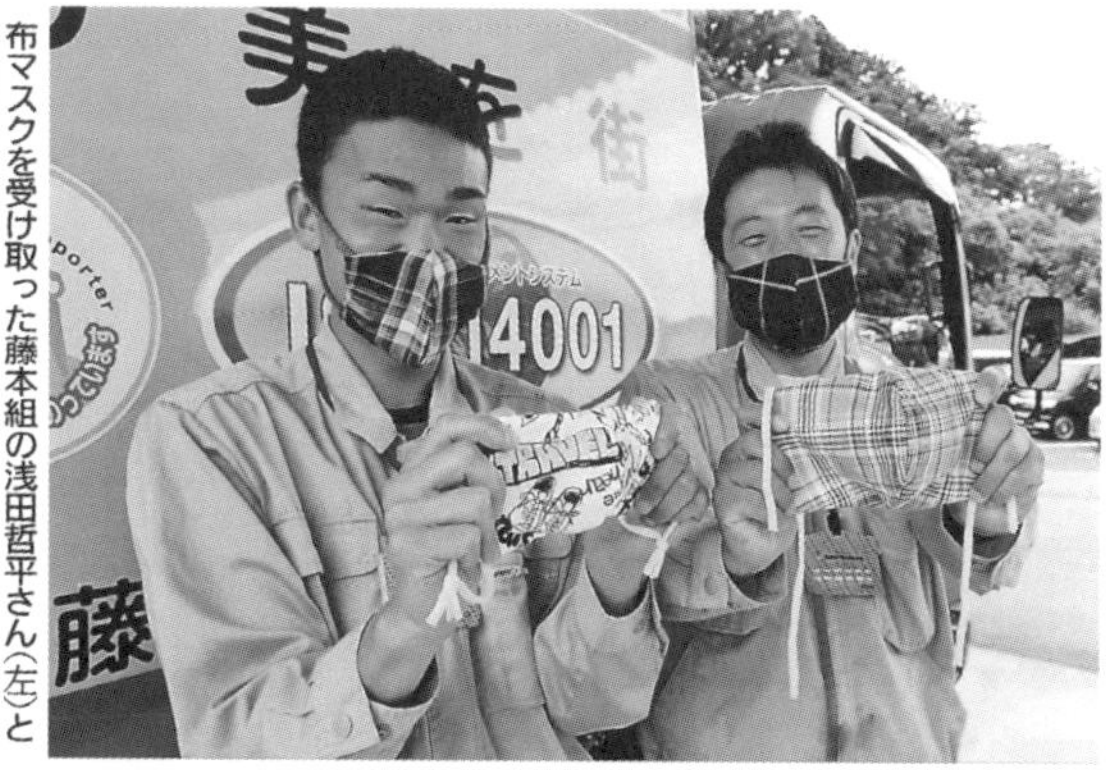

布マスクを受け取った藤本組の浅田哲平さん（左）と松尾泰志さん

緊張の作業「いつもありがとう」

新型コロナウイルス感染の不安を抱えながら、細心の注意を払ってごみ収集にあたる作業員に、市民から感謝の気持ちが寄せられている。飯塚市の清掃会社「藤本組」の従業員にも、小学生くらいの姉妹が「よかったら使ってください」と、手作りマスクをプレゼント。ほかにも地域住民がごみ袋にメッセージを添えてくれるなど、従業員は「地域のみなさんの気遣いがありがたく、心温まる思い」と喜んでいる。

飯塚の姉妹贈る

「気遣い 仕事の励みに」

浅田哲平さん(22)と松尾泰志さん(32)がマスクを受け取ったのは今月1日朝のことだった。飯塚市小正のある集合住宅の収集場所にさしかかると、姉妹2人が駆けてきた。「いつもありがとうございます」。姉妹はチェック柄の厚手の布マスク3枚を手渡すと、次の場所に向かう浅田さんと松尾さんに手を振り、見送った。

報告を受けた赤尾嘉則部長は、姉妹と保護者に礼状をしたため、翌日従業員に託した。すると次の収集日には、妹と母親が収集場所に出てきて、異なる色や柄の布マスク20枚をプレゼントしてくれたという。

ごみの収集作業では、収集車がごみを押しつぶす際にほこりが生じ、使用済みマスクに触れることもある。同社は、社内で感染者が出ると業務への影響が大きいため、2月下旬ごろから、休憩時の事務所の使用制限▽外食を避け昼食は屋外で弁当▽週末も従業員に外出自粛メールを送る―などの対策を続けている。

もらったマスクを洗いながら大切に使っている松尾さんと浅田さんは「真心を感じるうれしい贈り物。新型コロナで緊張を強いられストレスもたまるが、このマスクを着けると仕事を頑張ろうと思える」と話す。

「いつもありがとう」、「コロナに気をつけてください」―。地域住民からはごみ袋に貼り付ける形で手紙も寄せられているという。赤尾部長は「皆さんも大変なのに、私たちのことまで気に掛けてもらい胸が熱くなります」と感謝している。

（福田直正）

外出は即死でありしアンネたち
その忍耐と恐怖をおもふ

２０２０年毎日歌壇賞　伊藤一彦・選　最優秀
松戸市　花嶋八重子

毎日新聞　２０２０年12月28日　東京朝刊

アンネに比べたら…。

選者の伊藤一彦氏は、こう評しています。「時事詠は短歌の得意とするところだが、単なる時事詠でない秀作が印象に残っている。花嶋さんの『巣ごもり』の生活からアンネたちの過酷な生活にあらためて思いをはせている。そして勇気を得ようとしている」

一瞬、怖いと思いましたが、しばらくして勇気が湧いてきました。

2020年毎日歌壇賞

朝日新聞朝刊の短歌投稿欄の名称。掲載日は毎週月曜日。選者は、米川千嘉子、加藤治郎、篠弘、伊藤一彦の4名。歌人4名から選者を選んで、投稿するスタイル。投稿フォームを使ってネット投稿が可能。未発表の自作を1回につき2首まで。はがき投稿もできる。（主催　毎日新聞　https://form.run/@mainichi-kadan/）

マスクが、心の痛みも和らげました

このコロナ禍、異国から働きに来ている人たちが、どれほど心淋《さみ》しいことか。それなのに…

あの４月のマスク不足の時に、マスクをプレゼントできるなんて！その後、あちこちでマスクを寄付する話が聞こえて来ました。

人間っていいな。どうだ、参ったかコロナさん。

マスク差し入れに心和む

マンション管理員　村山　雅昭77（大阪市旭区）

マンション管理員として17年。これまで経験したことのない緊張の日々です。コロナ禍で会社から「できれば出勤を」と連絡があり、喜寿で働けることに感謝との思いで快諾しました。

勤務先は、この前まで国内外の観光客でにぎわった大阪・ミナミの繁華街に近く、入居者も海外の人が増えています。観光客らの激減で残念ながら周辺の店舗は閉まり、人通りもまばらな状況です。

そんな中、管理室のドアに袋が貼り付けてあり、マスク５枚が入っていました。袋にはたどたどしい文字で「きをつけてください」と書いてあり、約半年前に入居した米国の青年の差し入れでした。管理員冥利につきる出来事で、その真心に、募るストレスも吹き飛ぶ思いでした。他の入居者や娘からもマスクを届けてもらいました。人の温かさに思いを致し、これからも最大限の注意を払って頑張っていこうと思います。

毎日新聞　２０２０年４月24日　内政面

ココロに「ゆとり」を
もちたいなあ。

難しいかも
しれないけれど、
ほんの１グラムでも。

一番恐ろしいのは、「コロナコロナ…」と言っているうちに、心が冒《おか》されてしまうこと。心の「ゆとり」は、「思いやり」を育み、「思いやり」はみんなを幸せにします。

誰かのためにも予備マスク

無職　中川　淑子73（山口市）

先日、バスに乗った時のこと。私と同世代くらいの男性が、マスクを着けずに伏し目がちに座っていた。一瞬、ドキリとした。後から乗ってきた人も「えっ」と驚いた感じだった。

私は予備のマスクを1枚持っていたので、差し上げようかと思ったが、帰るまで何があるか不安で確保しておきたかった。以前、スーパーで買い物中にゴムの部分が外れ、お店にセロハンテープをもらって仮留めをした体験がある。それからというもの、バッグには予備のマスクを入れるようにしている。

新型コロナウイルスの感染拡大は、なかなか収まりそうにない。マスクの着用はこれからも続きそうだ。予備をさらにもう1枚持ち、マスクを持たずに困っている人に出会ったら、今度こそ「よろしければどうぞ」と声をかけたい。

マスクのみならず、何事もゆとりがあればこそ、思いやりが生まれると改めて思った。

毎日新聞　2021年1月8日　東京朝刊　内政面

直球がいいとは限りません。
ふるさとからの
スローカーブのメッセージ。

今は帰らんでいいけんね。

たいけん、

新聞広告賞 県が初受賞

県が企画した新聞広告が初めて、日本新聞協会が主催する「第40回新聞広告賞」に選ばれた。新型コロナウイルス感染拡大に伴い、県出身者にゴールデンウィーク中の帰省自粛を呼びかけようと掲載した全面広告で、県の担当者は「全国的に注目してもらい、素直にうれしい」と話す。

る」

いう県民の思いを表現し、地元読者の共感を得るとともに、ネット上でも大きな反響を呼んだ」とした。

県によると、全国で緊急事態宣言が発出された4月中旬から検討を開始したという。メイン担当の安部潤さん(48)は「観光や移住をPRしてきたことから、

「来ないで」「感染《うつ》るから」。そんなふうに言われたら、カチンと来たり戸惑ったりします。そこを地元の言葉で、やんわりと投げかける。思わず「うん」と返事したくなります。離れていても、故郷は近くにあるものです。

早く会い

新型コロナ

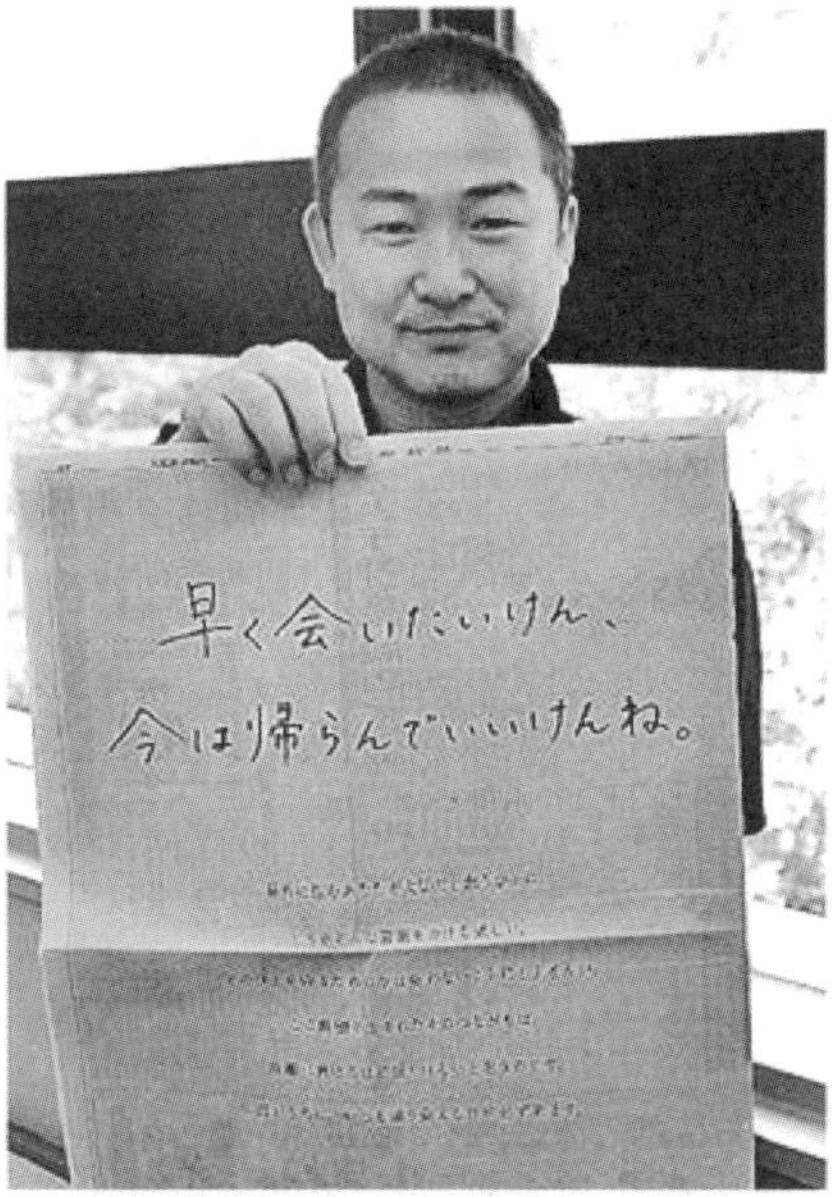

新聞広告賞に選ばれた広告と、担当した県広聴広報課の安部潤さん＝松江市殿町

広告は、県広聴広報課が企画を担当。4月29日の山陰中央新報に掲載されたもので、県東部に配達される新聞には、便箋に見立てた背景に手書き文字で「早く会いたいけん、今は帰らんでいいけんね。」と出雲弁でメッセージを伝えた。県西部に向けては、石見弁で「早く会いたいけぇ、今は帰らんでいいけぇね。」。

加えて、「県外に住むあなたが大切だと想うひとに、どうかそんな言葉をかけて欲しい」と添えた。

日本新聞協会は受賞理由として「『早く会いたいからこそ、今は会わない』と

帰省自粛呼びかけ「心温ま

『島根に来ないで』というお願いは心苦しかった。しかしコロナ感染拡大を防ぐためには必要なこと。手書きの文字や方言を用いることで、やわらかく伝えることができたと思う」と語る。

広告と同じ内容を、4月28日に県公式フェイスブックにも投稿。9月7日現在で約1900件の「いいね!」が寄せられているという。「改めて地元が好きになりました」「ふるさと島根から、こんな心温まるメッセージをいただけるとは」などのコメントも。

安部さんは、「県内向けの広告でありながら、全国の皆さんに関心を持ってもらえた。県民の奥ゆかしさや人を思いやる優しい県民性を知ってもらうきっかけにもなれば」と話している。

（浪間新太）

朝日新聞　2020年9月8日朝刊　島根

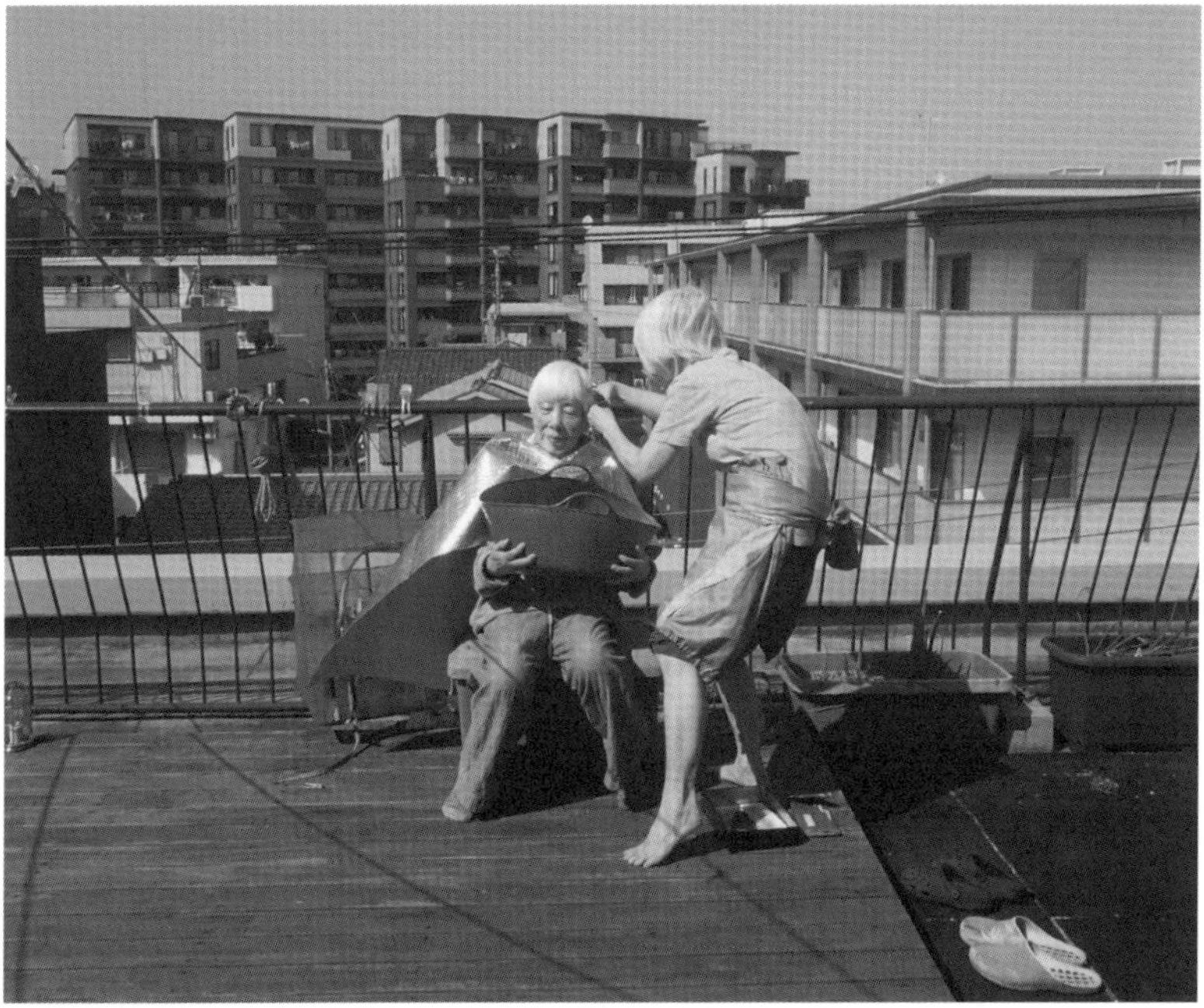

コンテストが変えた日常写真コンテスト

最優秀賞　田宮 公成

撮影日：2020/4/29

どうだ参ったか！
コロナもこの「ほのぼの」には降参するに違いない。

田宮公成さんコメント

美容院（散髪屋）に行くのを我慢しているうちに、家族全員の髪がぼさぼさになりました。そこで妻が大活躍。母と私の髪を切ってくれました。部屋の中でやると、掃除が大変なので、テラスで。お日様の下での散髪は人生初経験でした。ちなみに、妻はプロではなく、事前にYouTubeで学んでいました。結果は?？私は満足しています。距離をおいて、部屋から撮った方が青空の下で髪を切っている感じが出るので、網戸越しですが撮りました。

コロナが変えた日常写真コンテスト

新型コロナウイルスの影響で、変わってしまった身の周りのできごとを伝える写真コンテスト。すべての入選作品は全日本写真連盟のホームページで見ることができる。（主催　全日本写真連盟　https://www.photo-asahi.com）

コロナのおかげで始めた人も多いようですね。

英会話、折り紙、ラジオ体操、料理、筋トレ、ヨガ、水彩画、ソロキャンプ…。周りでもいろんなことを始めたという声を耳にします。見習って、雑草の図鑑を買ったら散歩が楽しくなりました。今こそ、何か始めるチャンスかも。

コロナ禍で始めた娘の着付け

看護師　山本　千津
（京都府　42）

新型コロナウイルスの感染が流行して半年以上が経過しました。新しい生活様式や「Go　To　トラベル」キャンペーンなど、今ではウィズコロナの生活が始まっています。

私は医療施設で働いています。ウイルス感染予防のため、ネットスーパーで買い物をしたり、友人と会わないようにしたりして、人と接触しないような生活を続けています。ウイルスに感染すると、入院患者様を感染の危機にさらすことになりますし、一緒に働く人への感染も心配です。早く旅行や遊びに行きたいと思いつつも、なかなかウィズコロナというわけにはいきません。

そんな中、最近、着物の着付けを始めました。母から譲り受けた振り袖を娘が成人式で着てくれることになり、うれしくて着付けもと思い立ちました。私は自分では着られますが、着付けをしてあげたことはなく、動画サイトを見て練習しています。振り袖に合う髪飾りも手作りしようと、布の小片をピンセットなどで折り畳んで花などの形を作る、伝統工芸のつまみ細工も始めました。

どちらもコロナ禍でなければやらなかったと思います。楽しくて、よい気分転換になっています。

朝日新聞　2020年10月27日　朝刊　大阪本社

ひょっとしたら、私にもできることがあるかもしれない

みんなで知恵を絞ろうよ。アイデア一つで、解決できることもあるはずだ。三人寄れば文殊《もんじゅ》の知恵。会社ぐるみ、地域ぐるみ、学校ぐるみで考えたら、きっとすごいアイデアが出るかもしれないね。ステッカー１枚で、嫌がらせを防げるのだから。

長野市民新聞

「長野に住んでます」PR

県外ナンバー車自衛

全国的な新型コロナウイルス感染拡大を受けて、「長野県に住んでいます」といったステッカーや紙を張り出した県外ナンバー車の往来が目立っている。県境をまたいだ移動に慎重な人々が多い中、県外ナンバー車に対する冷たい視線や嫌がらせを警戒した自衛策という。

嫌がらせ警戒 ステッカーで

茨城県から単身赴任で新諏訪に住む男性会社員（53）は、水戸ナンバー車を所有。6月中旬に「私は長野県に住んでいます」の文字を入れたマグネットシートを自作し、車体後部に取り付けた。男性は「県外ナンバー車があおられたり、石を投げられたりという全国ニュースを見て、防止策として考えた」と説明。実際に被害には遭ってはいないという。

「この車は東京の子供のです。傷をつけないでください」。子供の都内ナンバー車に、親が手描きしたとみられる張り紙を取り付けたケースも。見掛けた市内の男性は「コロナの悲哀が見えた」と話す。

カー用品の「イエローハット川中島店」では、「他県ナンバーですが地元住民です」の文字入りステッカーを7月29日から販売。主に関東圏ナンバーの車を所有する40～50代の単身赴任者ら10人ほどから問い合わせがあったという。

長野中央署と長野南署によると、市内では県外ナンバーを理由とする被害報告はない。ただ、同店の担当者は「他県ナンバーを所有する不安感から神経質になっているのでは」と推測している。

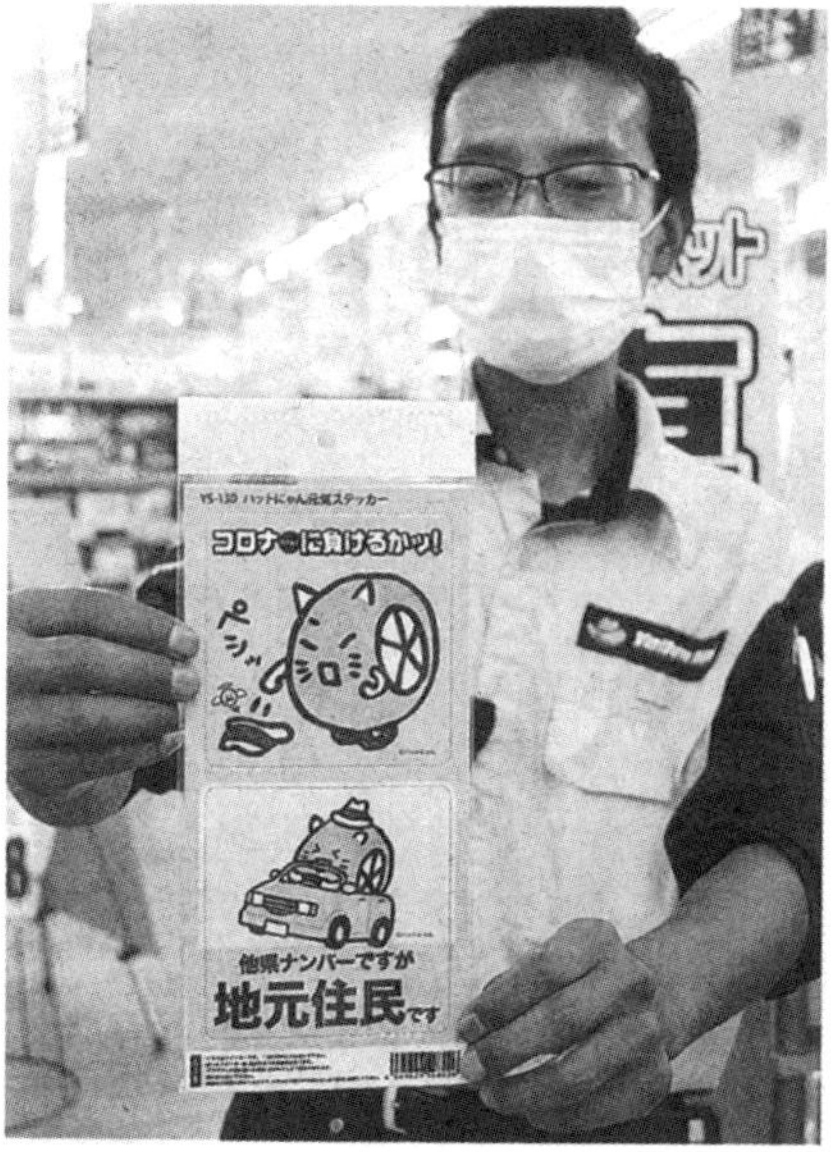

「地元住民」を主張するステッカー
（イエローハット川中島店）

こんな時だけど…、
ううん、こんな時だからこそ、
辛さを笑いに変えて。

「鏡は自分で笑わない」という名言があります。どうしたらいいのでしょう。そう、自分から先に笑うしかない。でも、この状況で笑えるはずがありません。おっしゃる通り。だったら、逆手に取って、コロナをネタに人を笑わせちゃえ。

コロナ禍の　働き方の　変化詠む

サラリーマン川柳の主な入選作品
（第一生命保険発表）

コロナ禍が　程よく上司を　ディスタンス

会社へは　来るなと上司　行けと妻

はんこレス　上司の仕事　吹き飛んだ

激論も　パジャマ姿の　下半身

リモートで　ミュート忘れて　愚痴バレる

自粛中　見えた夫の　定年後

テレワーク　いつもと違う　父を知る

いつだろう　同期の素顔　見れるのは

出勤が　運動だったと　気付く腹

我が部署は　次世代おらず　5爺（ファイブジイ）

サラリーマン川柳 入選作発表

「コロナ禍が　程よく上司を　ディスタンス」。第一生命保険は二十七日、恒例の「サラリーマン川柳」の入選作百句を発表した。新型コロナウイルスの感染拡大をきっかけに人間関係や働き方が変化し、戸惑いながらも奮闘する会社員を描いた作品が集まった。

政府がテレワークを推進する中、「会社へは　来るなと上司　行けと妻」は板挟みの状況を表現。「はんこレス　上司の仕事　吹き飛んだ」はデジタル化で役割がなくなる管理職を皮肉った。

「激論も　パジャマ姿の　下半身」や「リモートで　ミュート忘れて　愚痴バレる」など、ウェブ会議を題材にした作品も多かった。

コロナ禍で家族と過ごす時間が増えたが、「自粛中　見えた夫の　定年後」。夫婦間には吉と出るか、凶と出るか。「テレワーク　いつもと違う　父を知る」と、子どもの視点から詠まれた句もあった。

応募があった六万二千五百四十二句から選出。インターネットなどで人気投票を実施し、五月下旬にベスト10を発表する。

中日新聞　2021年1月28日付記事（共同通信配信）

第3章
頑張ってるみんなに
エールを

short essay

花を100本贈りました。

第一波の非常事態宣言で、家に引き籠《こも》っていた時のことです。このコロナ禍で甚大な経済的被害を受けている人たちの、何か手助けができないだろうか。そう考えていた矢先に、東京の友人から、「力を貸してあげて欲しい」と電話がありました。

「友人から花を買ってもらえませんか？」

その友人は、福岡県で花卉《かき》農家を営んでいるとのこと。主に、ガーベラを栽培しています。年度末から新年度のパーティ、ゴールデンウイークに続いてジューンブライドと、ほとんどのイベントが中止・延期になってしまった。でも、花はコロナとは何の関係もなく成長を続けてつぼみを開きます。このままだと、温室のすべての花を廃棄《はいき》処分しなくてはならないというのです。

「処分…」

その一言に、なんだか悲しくてやりきれなくなりました。花には罪はありません。

貯金通帳とにらめっこしつつ、こんな計画を立てました。日頃、お世話になっている友人・知人100名に、ガーベラを100本ずつプレゼントしよう！　でも、ただ贈るのでは、それっきりになってしまいます。いや、それよりも怖いのが「お返し」です。きっと、「お返し」に大量のお菓子が届くに違いないと思いました。そこで、「花卉農家さんの応援です」という趣旨説明に加えて、こんなメッセージを添えたのです。

「お返しは不要です。その代わり、他の友人に『恩送り』をしてください。私に「お返し」したら、「こころ」は往復して終わりです。でも、次から次へと「こころ」をプレゼントという形に変えて、「恩」を送ったら何倍もの経済効果になります」

100本の花を1本ずつキレイな紙で包んで、道行く人にプレゼントした友人がいます。その花卉農家さんから、追加で大量の花を買ってくれた友人もいます。マスクを、私と同様に大勢にプレゼントした友人もいます。次々と心のバトンはつながりました。

いろんなエールの送り方があります。

エールは、贈られた人だけでなく、贈った人自身をも元気にします。

「コドモアツマレ」駄菓子屋、奮起

八千代「まぼろし堂」詰め合わせ新発売

店主ショック 自粛中「ミセシメロ」の貼り紙

「コドモアツメルナ」――。新型コロナウイルスが猛威を振るう中、「自粛警察」に貼り紙で閉店を迫られた八千代市の駄菓子店「まぼろし堂」が、駄菓子の詰め合わせを新発売した。パッケージには、貼り紙を逆手にとった「コドモアツマレ」の文字。周囲の励ましを受けて奮起した。

スナック菓子やラムネなど、定番の駄菓子を弁当容器に詰め込んだ「元気でいてね弁当」。「コドモアツマレ」の文字も貼り紙の字体に似せた。7月中旬から通信販売を始め、SNSで告知すると続々と注文が入った。8月からは店頭販売も始めている。

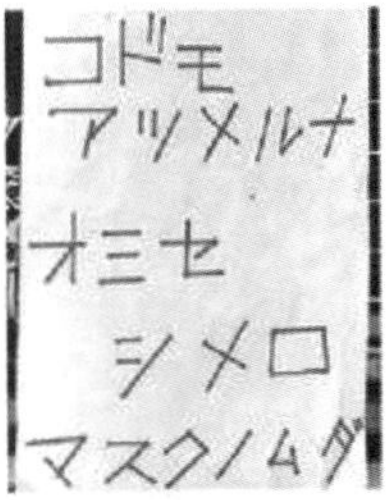

「コドモアツメルナ　オミセシメロ」。新型コロナの感染が広がっていた4月下旬、閉店中の店の門に赤い字の貼り紙をされた。ショックを受けた店主の村山保子さん(74)は次男とともにツイッターに「優しさのない言葉で傷つけないで」と投稿した。すると「負けないで」「頑張って」と応援の声が続々と届いた。

さらに、子どもの頃に常連客だった人たちが、心配して駆けつけてくれたり、見回りをしてくれたりしたことも。「いつまでも落ち込んでいられない」。村山さんはめげずに奮起。コロナ禍でもできることを次男と一緒に考え、駄菓子セットを思いついた。

「駄菓子屋の記憶は、おばあちゃんになっても残る特別なもの。子どもたちのためにも店を守りたい」。村山さんは子どもたちの元気な様子を思い浮かべながら、お菓子を一つ一つ手で詰めている。

（真田香菜子）

朝日新聞　朝日新聞　2020年9月4日　朝刊　千葉全県

心傷ついて辛いけど、
負けない、
くじけない、
へこたれない。

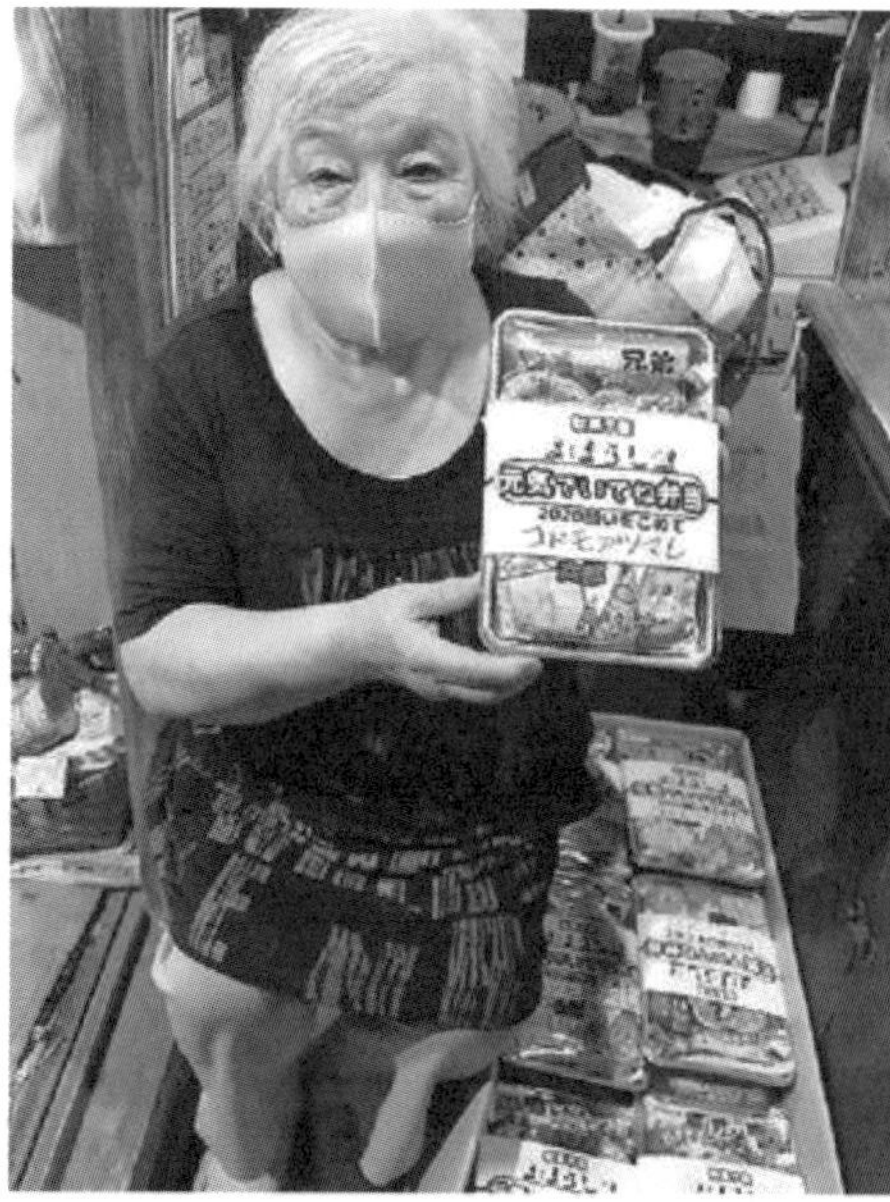

㊧「コドモアツマレ」と書いた駄菓子セットを手にする村山保子さん
㊨4月下旬にまぼろし堂の門にあった貼り紙
＝いずれも八千代市

こう思うんです。自粛警察と言われる人も、きっと辛いんですよね。辛くて辛くて、心が壊れてしまったんじゃないかな。ここで言い争ったら、こちらも壊れてしまう。だから、こういう時はユーモア、ユーモア。

都の西北 全力エール

早稲田大元応援部リーダー 商店街支援サイト

早稲田大学応援部で女性初のリーダーを務めた木暮美季さん(27)が、長引くコロナ禍に苦しむ母校周辺の商店街を応援するプロジェクトを立ちあげた。卒業生向けに、思い出の店への支援金をネットで募る試みで、「学生街の風景を守るため、精いっぱい支援を集めたい」と気合十分だ。

　木暮さんは2017年の卒業生で、東京六大学応援団連盟の委員長も務めた。華々しい活躍の裏でプレッシャーもあり、早稲田のラーメン店で悩みを未明まで聞いてもらったこともあった。「街に支えられたからこそ最後まで頑張れた」と大学時代を振り返る。

　現在は別の大学院で学ぶが、早稲田の商店街から学生の姿が消えたとニュースで知った。通い詰めた老舗食堂「三品食堂」店主の北上昌夫さん(73)に連絡し、「今度は自分が支えたい」と、支援サイト「わせまちマルシェ」(https://wasemachi-marche.stores.jp) を立ち上げた。

支えてくれた街「今度は自分が」

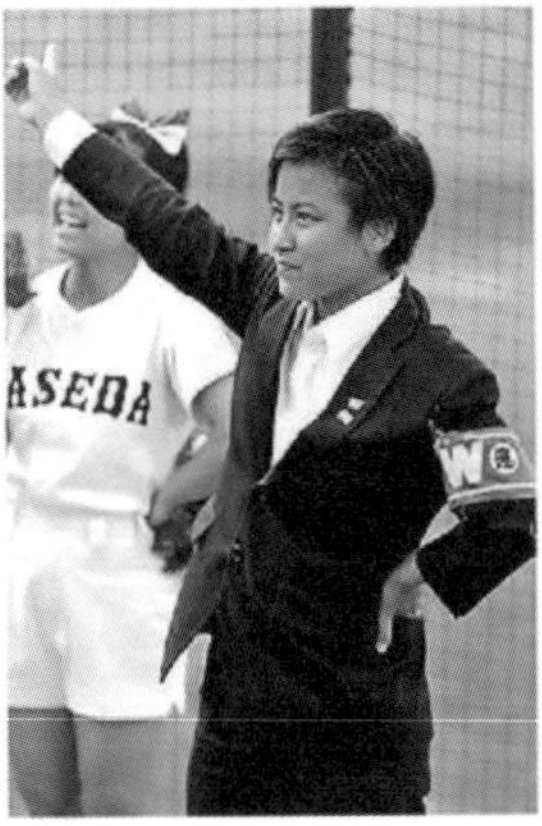

早稲田大学応援部時代の木暮美季さん＝本人提供

　わせまちマルシェでは、大学周辺の商店が食事券や地ビールなどを出品し、引き換えに卒業生が支援金を出す。例えば、三品食堂では「あいがけ1杯　早稲田ビール1本付き　3千円」、創業100年以上の洋食店「高田牧舎」では「伝統のハヤシライス冷凍5食セット　5千円」といった具合だ。

　1日にオープンし、体育会系御用達の焼き肉店やコンパで人気の居酒屋なども含めて19店が参加した。木暮さんが通った喫茶店「ぷらんたん」は、自家焙煎のコーヒー豆など3種類を出品した。店主の前田広喜さん(65)は「売り上げも気持ちも落ち込む一方。本当にありがたい」。

　早稲田大は、春学期の全授業をオンラインで実施すると発表しており、秋学期が始まる9月下旬まで学生の多くは街に戻らない。約320店が加盟する早稲田大学周辺商店連合会の会長でもある三品食堂の北上さんは、「どの店も厳しい。卒業生の支援はありがたい」と話す。

　わせまちマルシェは今後、参加店舗を増やし、早大校友会の協力も得て卒業生に支援を呼びかけるという。木暮さんは「早稲田の街は卒業生の心のふるさと。一緒にエールを送ってほしい」と語った。

（浜田奈美）

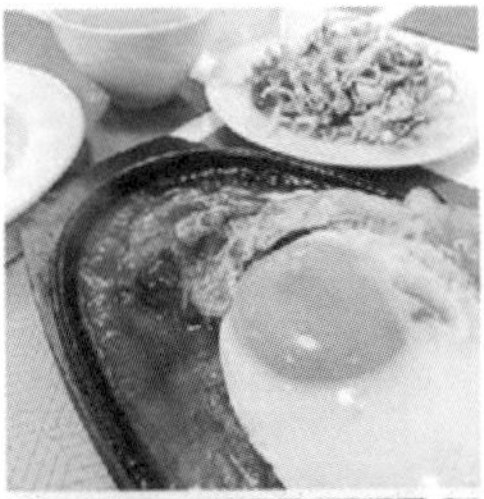

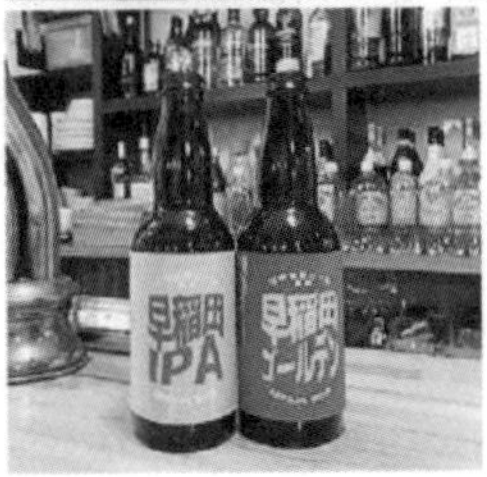

㊤ランチチケットを出品した「キッチンブン」のランチ＝わせまちマルシェ提供
㊦ニュースクールは、2種類の地ビール各1本2千円～各4本7200円で出品している＝わせまちマルシェのサイトから

朝日新聞　2020年6月9日　夕刊　東京本社

アイデア
×みんなの力
×エール
＝売上アップ
↓
笑顔

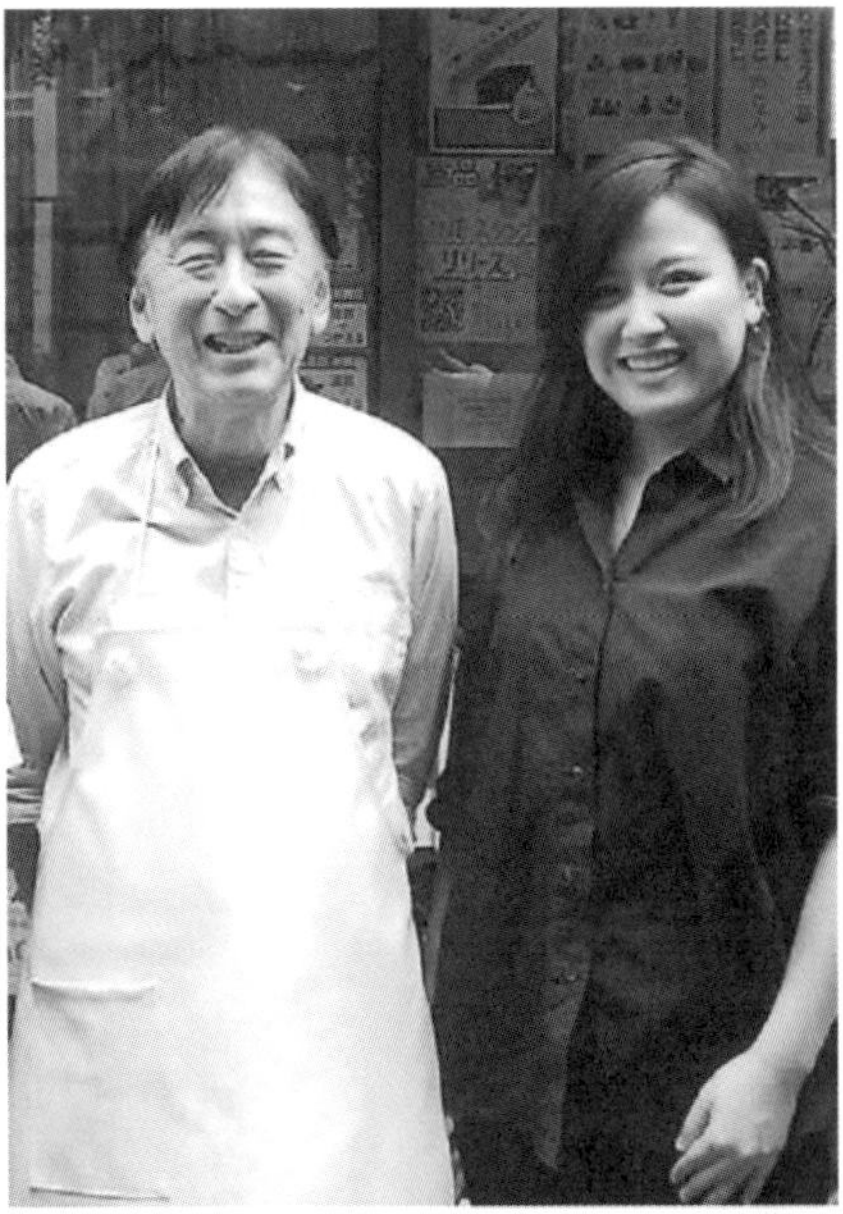

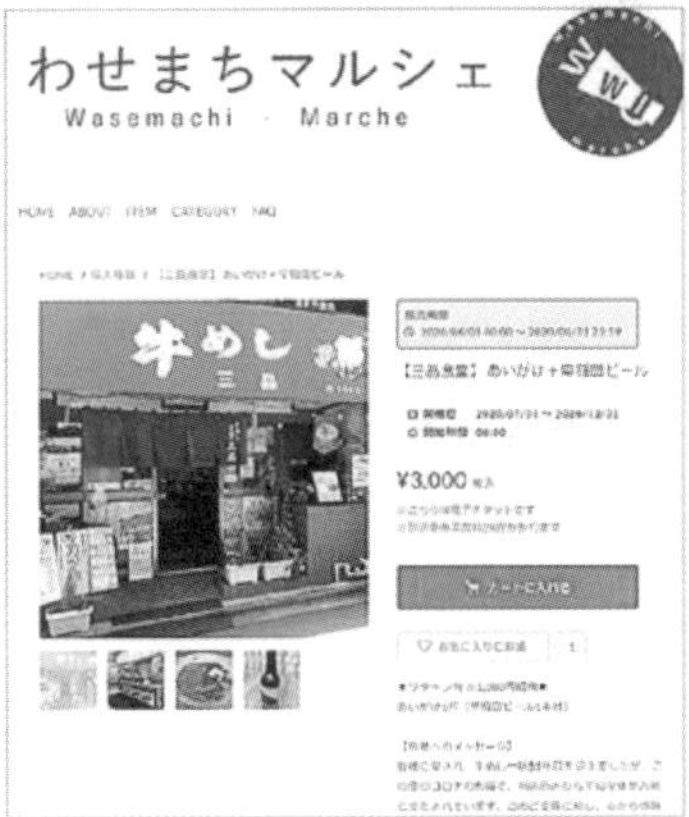

下 わせまちマルシェの画面
上 活動報告のため三品食堂を訪れた木暮美季さん（右）と店主の北上昌夫さん＝東京都新宿区、木暮さん提供

「ずっと勤めていたバイト先の居酒屋が店を閉じました」と意気消沈する学生の声を聞きました。こういう時こそ、アイデアを出し合い、みんなの力で乗り切ろう。一人の存在は小さいかもしれないけれど、力を一つにすればきっと明日は晴れると信じて。

笑顔、送信!

「親孝行大賞」コンテスト　親孝行大賞　むぎこ

このコロナ禍。会いに帰るのが親孝行か、我慢して帰らないのが親孝行か。私たちは迷いに迷っていた。

「大丈夫？　元気にしてる？」

父親と兄を続けて亡くしただけでなく、脳梗塞《のうこうそく》に倒れた母親もみている母。精神的にも肉体的にも日々身を削っている状態な上、コロナのせいもありリフレッシユも難しい。心も身体も心配だった。帰って何か手伝えないか、心を支えられないか。せめて一時の癒しになれないか。私たちは母に意見を聞いてみた。

「帰ってきて欲しい。会いたい。辛い、寂しい。」「帰ってこないで欲しい。万が一母親がコロナにかかったら、あなたたちがコロナにかかったら、そう考えると怖い。もう誰も失いたくない。」

矛盾しているが、どちらも本音。私たちも同じ気持ちだったので、痛いほどわかった。リモート帰省《きせい》も考えたが、環境を用意するのが難しい。

「どうしよう。」

私たちが頭を抱えていると、ふいに娘がにっこりと私たちを覗《のぞ》き込んだ。娘の笑顔につられて、主人が笑う。気づけば私も。

笑顔を見ていると、笑顔がうつる。その事に気ついた私達は、少しでも母に笑って欲しくて、楽しいことや嬉しいことの写真を送ってみることにした。

2、3日続けていると、母から反応があった。祖母と一緒にその写真を見ていること、刺激の少ない生活の中で、話の種や笑顔の元になっていること。返事に良い写真を送りたいからと、祖母が前向きにリハビリに取り組むようになったこと、それによって母も前より前向きになれたこと。

それから私達は、自粛生活の中、小さな幸せを見つけては写真に撮り、送り合うようになった。散歩道に綺麗《きれい》な花を見つけたとか、夕飯が素敵に盛れたとか、虹が出たとか、折り紙が折れたとか。どれも些細なことだったが、昔、食卓を囲んで語り合ったような話ばかりで、なんだか懐かしく温かい気持ちになった。

「孝行娘&孫へ」

というメッセージとともに送られてきたのは、大好物の芋の煮っ転がしの写真。あなた達のことを思って作りました、あなた達と食べられる日を想いながら食べます、とのこと。

孝行娘。親孝行は、もっと難しいものだと思っていたが、昔から自然にしてきたことで良かったのだと思えた。幸せを分け合って、笑い合って。それが周りに広がって、また笑顔が帰ってくる。

コロナ禍を通じて、人と人との繋がりの大切さを思い知った。離れていても、できることはある。母は今日も笑っているだろうか。

「あ」

小さな幸せを見つけると、それを知らせた時の母の笑顔が思い浮かぶ。私たちは今日も「きっと喜ぶぞ」とワクワクしながら、送信ボタンを押す。昔話かけたように、「おかあさん、あのね」と。

「親孝行大賞」コンテスト

「親孝行」にまつわるほっこりするエピソードを募集。心温まる作品が集まった。（主催「プチ紳士・プチ淑女を探せ！」運動事務局　https://ii0855.com/）

comment

「ジレンマ」「葛藤《かっとう》」「逡巡《しゅんじゅん》」…。まさしく、こういう時に使う言葉なのでしょう。病気のお婆ちゃんを励ましたい。介護に疲れているお母さんの代わりをしたい。でも、でも。せめて、せめて「気持ち」だけでも届けたい。心は一つ。通じます。

スポーツって素晴らしい！全然知らない人を元気にしているのだから

誰が優勝しようが、誰が負けようが、私の人生には関係ありません。それなのに、なぜかテレビ画面に向かって声援を送ってしまう。応援すること。励ますこと。無意識に「ガンバレ！」と口にしている。それは人間の本能の一つなのかもしれません。

「無観客」は「無声援」にあらず

僧侶　木村　克子
（大阪府　55）

私のお寺では、月命日にご門徒のお宅にお参りさせていただく。持病のある方の「コロナウイルスのせいで、一歩も家から出られまへん」と嘆かれる声が多い。長引く事態に気が沈んでおられるように感じる。

大相撲春場所は無観客ながらも何とか開催され、「ありがたい！」と喜んだ。ご門徒のある女性の方は、90歳を超えても畑仕事をされるのだが、最近お痛みがつらそうで「あきまへんわー」と言われる。そんな中でも大相撲を楽しみにしておられる。場所中は少しは痛みを忘れられるのではないだろうか。

初日の取組後のインタビューで、「闘争心が出ないというか、何のために戦っているのかなと思った」という力士の声は正直な感想だろう。でも力士さん、気づいてほしい。あなたの戦いをテレビの前で楽しみに待つ人は、いつにも増して大勢いらっしゃるということを。あなたの全力の取組に笑顔がはじけ、声援を送り、痛みを忘れる方がおられるということを。そのように戦い抜いていただけたなら、この「無観客」での春場所が、お一人お一人の相撲人生で深い意味を持つ「ご縁」であったと味わえるのではないだろうか。

朝日新聞　2020年3月19日　朝刊　大阪本社

希望のともしびを消さないために。

「宗次ホール」宗次徳二オーナーに聞く

再開

新型コロナ×地域文化

6月に全国でもいち早く、名古屋・栄の「宗次ホール」がクラシック公演を再開した。地域の文化への思いをホール創設者の宗次徳二オーナーに聞いた。

――新型コロナウイルスの影響で公演の中止や延期を経て、6月3日に再開しました

お客様からは感激の言葉をたく

番後ろの席に座って感じることができました。

――早い再開は自主公演を数多く行ってきた小規模のホールだか

【公演情報】地元の演奏家を応援する企画「愛知のプロ・オーケストラ×宗次ホール『いきなり♪コンサート』」が8月末までに6回開催される予定。

名古屋フィルハーモニー交響楽団、セントラル愛知交響楽団、中部フィルハーモニー交響楽団、愛知室内オーケストラの四つのオーケストラの団員たちが小編成で演奏する。

予約や各公演の情報は（https://munetsuguhall.com/news/general/entry-2258.html）。

久し振りにコンサートに行きました。正直、少しおどおどしていました。でも、消毒、マスクの徹底。座席は間隔を十分に空けて。休憩時間もほとんど誰もおしゃべりしません。音楽はやっぱり「生」が一番。会場と舞台の心が一つになるのを感じました。

喜んでほしくて いち早く

さん頂きました。演奏家は部屋で練習するしかなく、収入もゼロだったかと思います。公演のチャンスを得て感謝されました。名古屋の宗次ホールがこうやってやっているというのが全国にすぐ波及し、演奏家にとって元気のもとになったかと。

――再開した公演を見て感じたことは

自分が楽しむ以上にお客様に喜んでもらいたい。演奏家も期待に応えようとしています。双方が喜んでいて、その空気を私自身が一

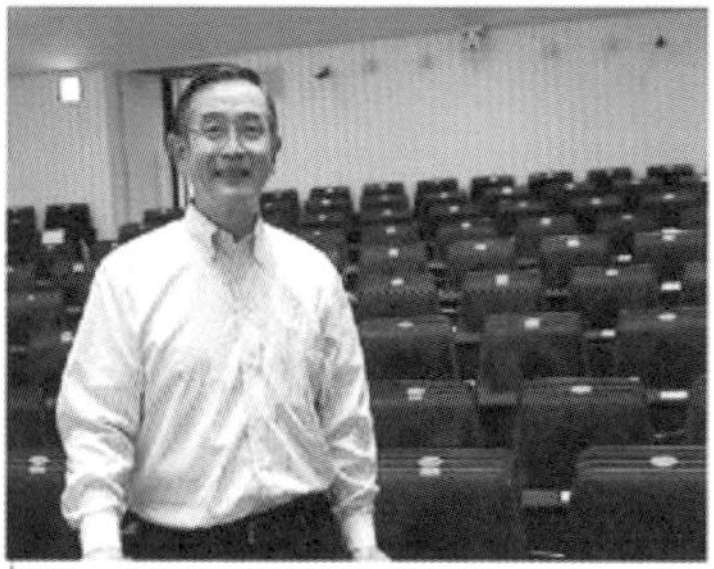

むねつぐ・とくじ　71歳。石川県生まれ。1974年に喫茶店を開業。78年に「カレーハウスCoCo壱番屋」を創業し全国展開。2002年に会長を退任し、創業者特別顧問に就任。07年に宗次ホールを設立し、4千回近くのクラシック公演を提供してきた。

らできたのでしょうか

社会に貢献したいという気持ちが強かったのです。いまの状況では公演は採算ベースにのりません。足らなくなったらポケットマネーで補充して……、経営とはいえませんが喜んでもらいたいと思っています。

小ホールであること、またクラシック独自の要素もあるでしょう。観客は「1音1音聞き逃さないぞ」と、演奏家の奏でる音楽を聴こうとされる。日頃の努力の成果を真剣に敬意を持って聴かせて頂こうという思いが伝わってくる。そういう様々な要素が、早い再開につながったと思います。

――「くらしの中にクラシック」を合言葉に、以前は毎日のように公演がありました

十分ではないですが来場者は右肩上がりになっていました。しかし、芸術関係は難しい。ほかにも楽しいことがいっぱいあり、10回に1回くらいは公演に行ってみようと、そういう人が増えてほしいなと思います。

全国にも伝わり、宗次ホールががんばっていることが励み、希望のともしびになっている。地味だけど、衰退させたくはないと思いますね。

――この地域に文化を残すにはどうしたらよいでしょうか

コロナ禍で舞踊団も劇団も大変。持ち出しで頑張っています。行政の福祉や教育予算はなかなか増やせないなか、企業が支援をできればと思います。民間がそれをやりましょうと、私はそんな思いで続けています。

好きでやっているんでしょということで片付けてはいけません。よさを知ってもらう。地域のために活動している人の応援をする人を増やす。そういう人が少しでも増えることが重要ですね。

（聞き手・小原智恵）

◇

新型コロナウイルスの影響で東海地方も芸術公演や展覧会は通常には戻っていない。地域の文化の行方を東海地方の文化芸術関係者へのインタビューを通して探る。随時掲載します。

朝日新聞　2020年7月23日　朝刊　名古屋共通

忘れないで、
あの頃の
ピュアなハートを。

こう言う人たちもいます。「人の命に関わる事態に、コンサートなんてどうなの？」と。確かに、音楽は差し迫って生きるのに必要ないかもしれない。え !? 本当にそうなのかな〜。音を奏でる人も聴く人も、心癒される。やっぱり音楽は生きる必需品だよ。

置かれた状況で何ができるか

高校生　小山田　優17（横浜市西区）

私の学校では、授業が再開された後も部活動の制限は続いています。その中で、私の所属する器楽部は、観客の制限をして1月に引退公演を予定していましたが、新型コロナウイルス感染拡大のため無観客での映像収録への変更を余儀なくされました。

この決定を聞いた時は、とてもがっかりしました。しかし、この状況で私たちにできることは今まで練習してきたものを全て出し切ることだという前向きな気持ちに切り替えました。各種大会が中止になり、やりきれない気持ちでいる高校生がたくさんいるのに、無観客になったくらいで不満を漏らしてはいけないと思いました。

本番では、コロナ禍でも音楽を楽しめることへの感謝を胸に、とても良い演奏ができました。思い通りにできないことへの不満を持つのではなく、自分の置かれた状況下で、できることは何かと考えることが大切だと気付かされました。

毎日新聞　2021年1月24日　東京朝刊　内政面

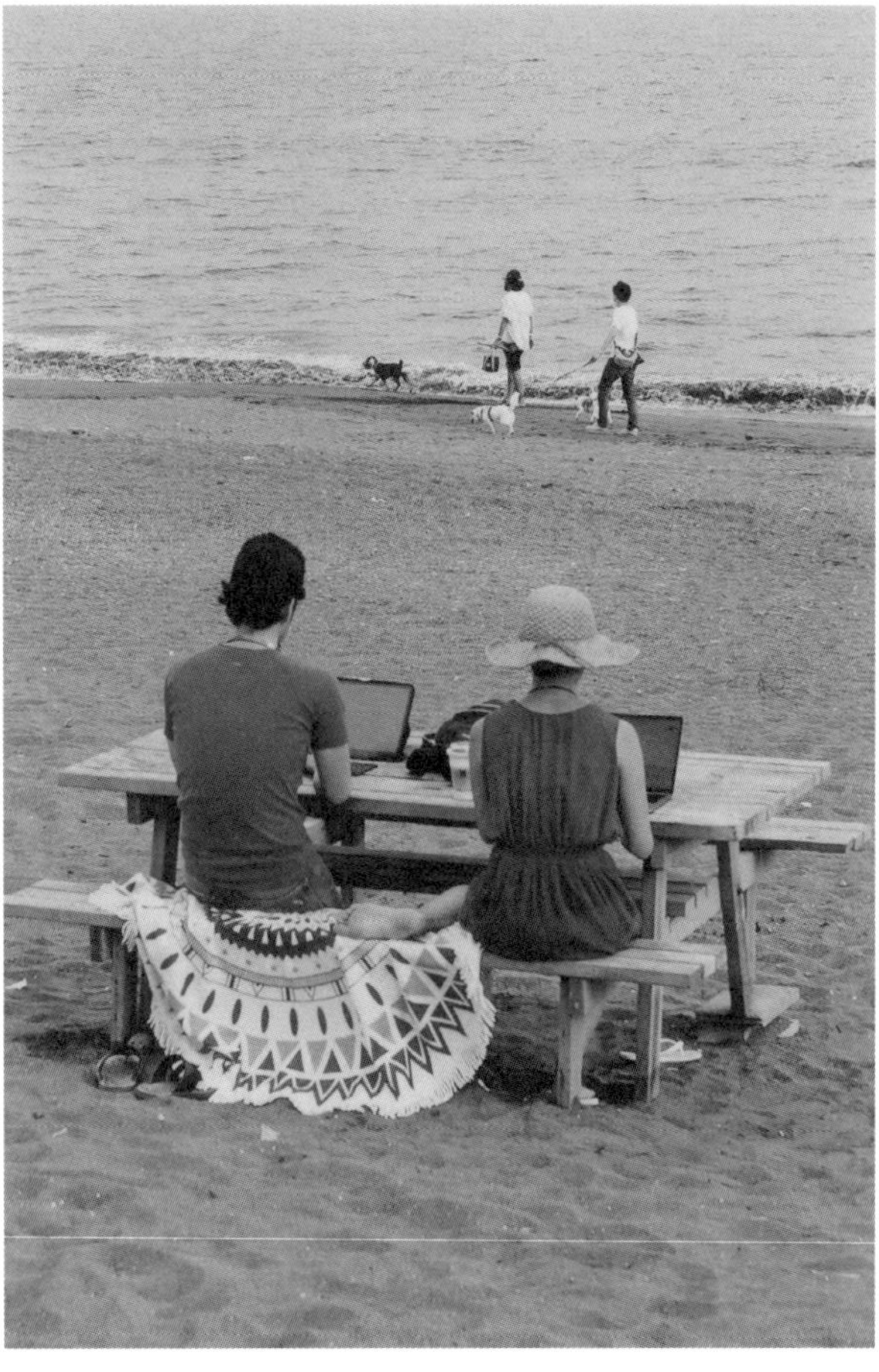

コロナが変えた日常写真コンテスト

入選　山本勲

撮影日：2020/8/1

これぞ「働き方改革」の神髄ですね。

山本勲さんコメント

最近、ワーケーションという言葉を耳にします。調べたら仕事と休暇を組み合わせたワークとバケーションの造語だそうですね。住んでいる茅ケ崎海岸の遊歩道が昨年の台風19号で被害に遭い、江ノ島方面が不通になっていましたが、8月1日に開通しました。普段カメラは携帯しないのですが、1年ぶりですので撮っておこうと思いカメラを持ち出しました。そこで、このシーンに出合った訳です。まさにワーケーションです。この写真のパートナーは「亭主関白」です。旦那(?)のおしりには敷物があります。でも奥さん(?)は、ひょいと左足をのせています。この後ろ姿が微笑ましく感じました。

コロナが変えた日常写真コンテスト

新型コロナウイルスの影響で、変わってしまった身の周りのできごとを伝える写真コンテスト。すべての入選作品は全日本写真連盟のホームページで見ることができる。(主催　全日本写真連盟　https://www.photo-asahi.com)

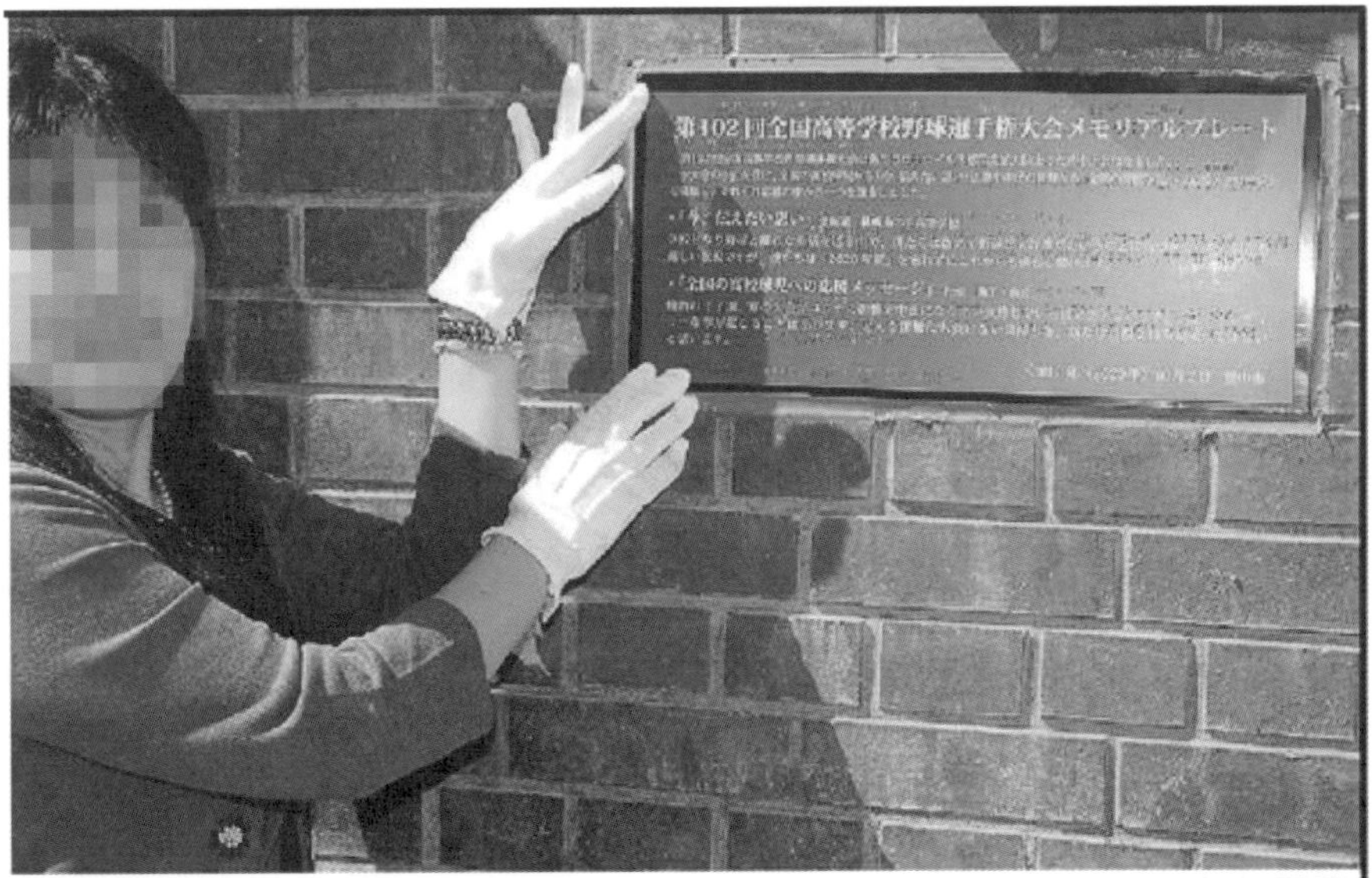

設置された高校球児の思いや市民の応援メッセージを記したプレート＝大阪府豊中市

寄せた札幌山の手（北海道）の野球部員の言葉が選ばれた。市民からは36件が寄せられ、「どんな困難にも負けない気持ちを、新たな目標を持ち頑張ってほしいと思います」などと書いた[redacted]さん(45)と長男で小学６年の[redacted]さん(12)のメッセージが選ばれた。

公園のレンガウォールにプレートを取り付けた[redacted]さんは「一人でも多くの方に見ていただき、頑張ろうという気持ちになってもらえればうれしい」と話した。　（瀬戸口和秀）

朝日新聞　2020 年 10 月 2 日　夕刊　大阪本社

この悔しさは、
必ず10年後に
花を咲かせます。

コロナで消えた夏
球児の思い後世に
豊中 発祥の地記念公園

大阪府豊中市の高校野球発祥の地記念公園に2日、新型コロナウイルス禍の中で迎えた今年の夏についての高校球児たちの思いや、市民の応援メッセージを記したアルミ製プレート（縦20㌢、横45㌢）が設置された。コロナの影響で第102回全国高校野球選手権大会が中止になったのを受け、市が募集していた。

市はこの夏、高校球児の「今、伝えたい思い」を日本高校野球連盟の加盟校に募った。市民からの応援メッセージもホームページやチラシで募集した。

球児から103件の応募があり、「休校となり野球と離れた生活を送る中で、僕たちは改めて野球が大好きだということに気づきました」との思いを

かわいそうです。夢の甲子園。どれほど苦しい練習に耐えて来たことでしょう。でも、どうすることもできない。どこに気持ちをぶつけることもできない。きっときっと、花は咲きます。悔しさはバネになり、大きく飛躍する日がやって来ます。

先生、ありがとう！
ガンバレ子どもたち!!
きっと、君たちの未来は
明るい!!!

子どもたちも不自由で不安な生活を強いられています。親として忍びない。でも、でも、…ひょっとしたら、10年、15年後に、ものすごい社会変化に対しても生き残れる適応能力を身に付けた成人になっているかもしれません。蓮の花が泥の中から咲くように。

コロナ下で感じた子どもの適応力

派遣社員　三宮　鈴香
（千葉県　28）

10月下旬に、息子の通う小学校で、今年度初の授業参観が行われた。新型コロナ感染防止の観点から、学校側は出席番号ごとに参観できる授業を指定。30人学級を4分割、参加は各家庭から保護者1人の限定だ。表門と裏門を、一方通行で出入りするよう配慮されていた。保護者の体調を確認する健康チェックシートの回収も行われた。

私は音楽の授業を参観した。椅子の間隔を少しあけて並べ、窓は全開だ。合唱時はマスク着用。習いたてのリコーダーも、自分が吹く番はマスクをずらし、他の子が吹く時はさっと着用していた。うっかり着け忘れる子がいると、先生がすかさず指摘するが、それも1、2回だ。演奏が終わると子どもたちはすかさず手を洗いに行く。

子どもたちの適応力はとても高く、感染防止対策に積極的な姿が見て取れた。今、家庭に求められるのは、休校など感染予防に時間を割いた分、それを補う基本的な授業内容の予習と復習だと感じた。サポートしていきたい。

朝日新聞　2020年11月2日　朝刊　東京本社

これは戦後すぐの話では
ありません。
今もアルバイトを目一杯して、
勉強する人たちがいるのです。

学生時代、学費も生活費もアルバイトをして稼いでいるクラスメイトがいました。両親が早くに他界し、親戚の家で育ったというのです。今もそういう学生がいます。留学生にも多いと聞きます。コロナに負けるな！ガンバレ苦学生！

朝日新聞　2020年10月20日　朝刊　山梨全県

フードバンク山梨が留学生に食料品などを届けた
＝甲府市宝１丁目、フードバンク山梨提供

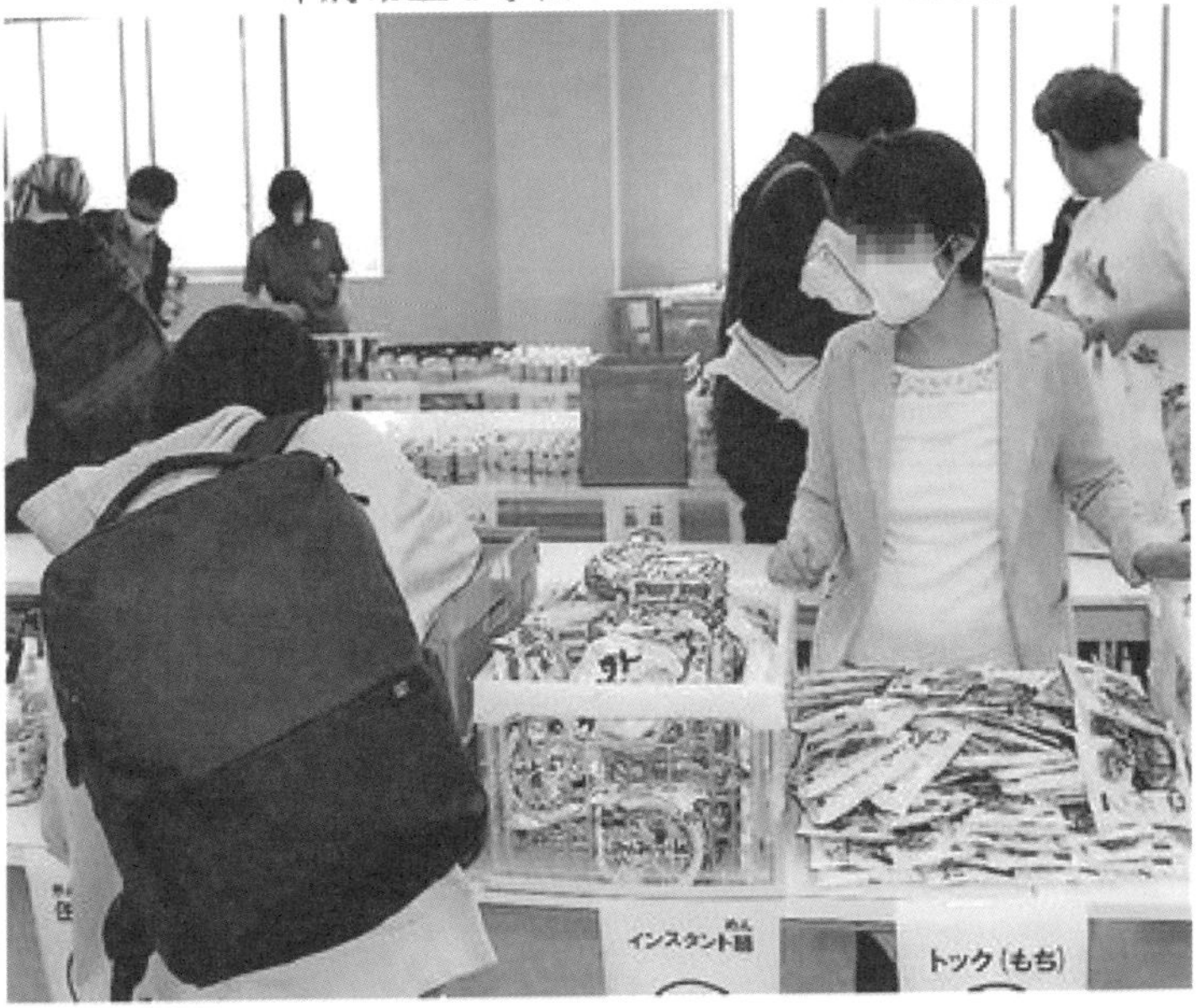

苦境の留学生に食料など支援

フードバンク山梨

新型コロナウイルスの影響で経済的に困っている留学生を支援しようと、認定ＮＰＯ法人フードバンク山梨（南アルプス市）は、ユニタス日本語学校（甲府市宝１丁目）に通う留学生約180人に食料品や日用品を届けた。

コロナ禍でアルバイトが減ったり、なくなったりした県内の学生を支援する「学生応援プロジェクト」として実施した。

支援活動は７日に日本語学校であり、フードバンク山梨に寄せられた米やパン、缶詰、レトルト食品など食料品のほか、洗濯用の洗剤など１人当たり約10㌔の日用品を無償で提供。「みんなひとりじゃないんだよ」などと書かれたメッセージも手渡した。（田中正一）

小学生3人寄ると三密で 8人寄ると蜂蜜と笑う

２０２０年毎日歌壇賞　伊藤一彦・選　最優秀
横須賀市　細野恂

毎日新聞　２０２０年12月28日　東京朝刊

「座布団3枚！」…と、思わず口に出ました。

こんなご時世だから、しかめっ面をしていてはいけないんですよね。笑おう。楽しもうとしなければ。会社員が暗そうな顔つきで下を向いて通勤しています。そんな中、ランドセルの子どもたちは、マスクをしていても元気です。そう、小学生を見習うべきかも。

2020年毎日歌壇賞

朝日新聞朝刊の短歌投稿欄の名称。掲載日は毎週月曜日。選者は、米川千嘉子、加藤治郎、篠弘、伊藤一彦の4名。歌人4名から選者を選んで、投稿するスタイル。投稿フォームを使ってネット投稿が可能。未発表の自作を1回につき2首まで。はがき投稿もできる。（主催　毎日新聞　https://form.run/@mainichi-kadan/）

この国の一番偉い人へ

「どうかどうか、
弱い立場の人がいることも
わかってください」

ふと気になった友人に電話をした。なかなか繋がらない。やっと出た。「元気？」と尋ねると…。会社が倒産してしまい、生活保護の申請中だという。とても真面目でいい奴なのに。そんなことが実際に起きてしまう今の日本。手を差し伸べねば。

雨の日の地下道

パート　野村　祐子61（東京都板橋区）

先日、必要な用事があり、久々に東京・池袋に出かけた。駅に着くと、確かに人は少なかった。しかし、それとは反対に地下道には多くのホームレスが目についた。その日は雨で寒く、外の路上にはいられなかったから、そこにいたのかと思う。高齢者と思われる男性が多く、マスクもつけていない。密集感染のことを知っているのか、間隔を置いて何人もの人たちが座りこんでいる場所もあった。

普段は人混みに紛れ、このような立場の人たちがこんなにもいたことに気付かなかった自分にも反省する。住居が定まっていなければ、マスクも給付金も手にするのは簡単ではない。

昨年の台風19号でホームレスの人が避難所に入るのを断られたことを思い出す。このようになったのは自己責任だと片付ければそれまでだ。新型コロナウイルス収束後はどんなに頑張っても、普通に生活できない人たちが増えるように思う。社会に置き去りにされた人を見過ごすことなく、政治家は尽力してほしい。

毎日新聞　2020年4月30日　東京朝刊　内政面

花は食べられません。
でも、心の栄養になります。

コロナ禍で増えたこと。それは散歩です。草花のプランターが、町内のあちらこちらにたくさんあることに気づき、驚きました。今まで目に入らなかったのですね。ふと「きれいだなぁ」と呟《つぶや》きました。誰かに聞かれなかったかと、辺りをキョロキョロ。花に荒《すさ》んだ心が癒されました。

花がくれる笑顔

自由業　竹内　幹61（東京都小金井市）

私は東京・池袋の支援団体で路上生活者や生活困窮者への炊き出しをお手伝いしています。並ぶ人たちは例年150人程度だったのですが、コロナ禍の影響で300人を超えました。お配りしているのは、お弁当、パン、お茶のほか防寒着、下着、歯ブラシなどです。

先日、お花屋さんの友人が50本ほどの花を寄贈してくれました。衣類のほかの生活雑貨は選べる点数が三つまでと決まっています。選ぶ人たちは殺気立っており、どうなることかと心配したのですが……。

「これ、もらっていいの？」と、恐る恐る聞く年配の人や毛布を抱えてチューリップを選んだ女性、スイートピーを手に立ち去った若者らで、お花は全部なくなりました。

お花は生きるために必要なものではないかもしれません。でも、お花を手にした人たちのつかの間の笑顔を思い出すと、これからも季節ごとにお配りしたいと思いました。

毎日新聞　みんなの広場　2021年1月22日　東京朝刊　内政面

「してもらう」毎日だった。
ある日、
「してあげる」喜びを知った。

17歳で、なかなか親孝行なんてできるものではありません。養って「もらう」。学校や習い事に行かせて「もらう」。悩みを聴いて「もらう」。「もらう」のがあたりまえの時期のはず。こんなことは言いたくないけれど、「コロナのおかげ」かもね。

両親の弁当作りが楽しく

高校生　太田　桜子17（静岡県伊東市）

新型コロナウイルスの感染防止対策として学校の休校が決まった時、私は友人と教室の床が抜けそうなくらい喜んだ。試験勉強のために我慢したことを時間を気にせずにできる自由が得られたからだ。だが、この喜びは数日で消えた。今となっては、早く学校に行って授業を受けたいと思う。

今回の休校で、忙しい日常生活の中で感謝できていなかった多くの支えに気付けた。休校期間中の私の役割は両親のお弁当作りだった。初日は卵焼きに失敗し、サケが真っ黒に焦げた。段取りも悪く、お弁当作りの大変さが身にしみた。

3日目になって手際がよくなり、両親が「おいしかった！」と言ってくれた。寝る前に冷蔵庫の中身を確認して翌日のおかずを考える。今は早起きしてお弁当を作るこの習慣が楽しくなった。普段は母が朝5時に起きてお弁当を作る。新学期が始まったら母にお弁当係をバトンタッチするかもしれないが、今後は母に感謝し、米粒一つも残さず食べられる気がしている。

毎日新聞　2020年3月29日　東京朝刊　内政面

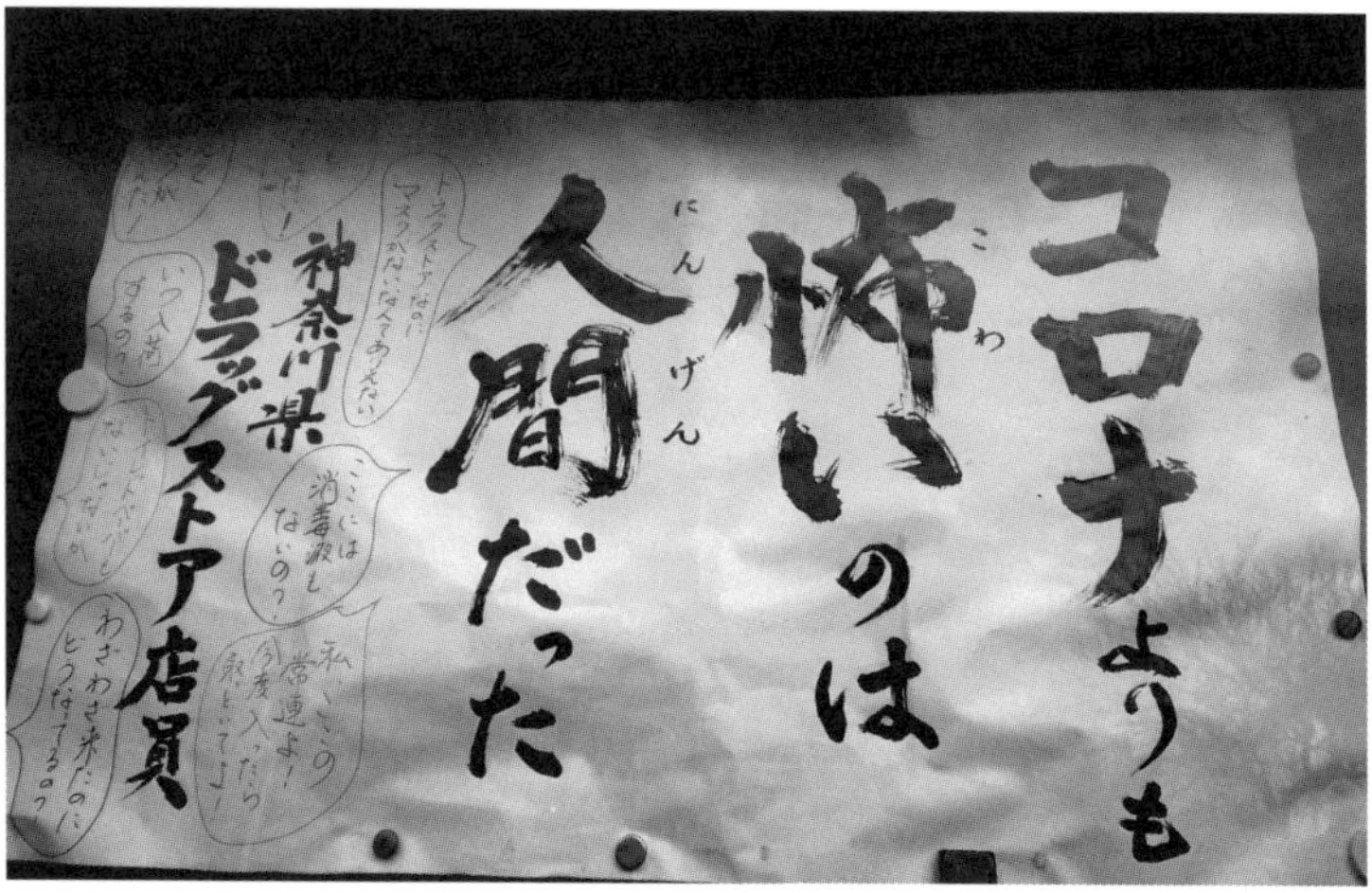

「輝けお寺の掲示板大賞」　仏教伝道協会大賞

受賞者　azusa0225mike

撮影寺院：明導寺（浄土真宗本願寺派・熊本県球磨郡）

そういう人間にならないようにしたい

講評

今年は新型コロナウイルスの恐ろしさが強調された1年でしたが、それと同時にマスク騒動やコロナ差別などで人間の醜さが強く表れた1年でもありました。仏教を通して、人間（自分自身）の煩悩をもう一度見つめ直してほしいという願いを込めて、この作品を大賞とさせていただきます。

輝けお寺の掲示板大賞

お寺の掲示板の写真データをツイッターやインスタグラムに投稿し、その標語内容の有難さ・ユニーク・インパクト等によって入賞を決定する企画。

（主催　公益財団法人仏教伝道協会　https://www.bdk.or.jp/kagayake2020/）

「ありがとう」の反対語は、「あたりまえ」

目が見えて、耳が聞こえる。ご飯が食べられて、歩くことができる。みんな「あたりまえ」だと思っていると、感謝できない。「ありがとう」と言えない。家族、友達、会社の同僚、先生やお隣さん。あらためて、感謝を伝えたい。「ありがとう」と。

愛を言葉で伝えよう

ライター　金子　亜実44（東京都中野区）

10月、散歩道でホオズキを見た時、思い出したことがある。小学5年生の頃、私は親から愛されているのか不安だった。ある夜、家の近所に救急車が止まった。すると、仕事から帰ってきたばかりの母が駆け足でやってきて「交通事故にでもあったのかと思った」と、息を切らしながら私を抱きかかえたのだ。その時、初めて愛されていると確信を持ち、ホッとしたことを覚えている。救急車の赤いランプに鉢植えのホオズキが照らされていた記憶が、今も鮮烈に残っている。

この新型コロナウイルス禍で、子供も不安を抱えている。そんな今だからこそ、子供への愛を言葉で伝える必要があるのではないか。私がそうだったように、家族への愛は言葉にしないと伝わらない。不安な時代だからこそ、感謝の気持ちや愛を言葉にして伝えよう。それがやがて周りに、世界に広がるだろう。

今月、息子が7歳の誕生日を迎えた。「生まれてきてくれて、ありがとう」と伝えた。

毎日新聞　みんなの広場　2020年11月24日　東京朝刊　内政面

きっといつか、
懐かしい想い出話になる日が
来ると信じて。

もちろん、不自由で不安な生活は嫌だ。「もういい加減にしてほしい！」と、叫びたくなることもある。でも、今までの経験から、苦労話って後々に酒の肴《さかな》になってきたことを思い出す。「あの時は辛かったねぇ〜」と。いつかそんなふうに語れる日を祈って。

頑張った人に幸多き2021年を

パート　山本　典子
（神奈川県　55）

ドラッグストアで働いています。昨年はコロナ禍で、つらいことの多い日々でした。マスクやトイレットペーパーの入荷がなかった頃や外出自粛中の食品の売り切れが続いた頃は、「なぜないんだ！」と怒鳴られたり、「自分たちだけ確保しているんだろう」と嫌みを言われたり。「申し訳ございません」と謝っても延々と責め続けられました。

私が一緒に働くのは社員さん1人とアルバイトさんたちです。高校生が休校でバイトも控えた時期は大学生が頑張ってくれました。入学後一度も学校に行けていない子や、就職活動ができない4年生も。不安を抱えながらバイトをし、そこでも大変なことばかり。

でも、皆がいてくれたから、私は仕事を続けられました。本当にありがとう。今年は、職場の仲間や全国にいる同じように頑張った人たちに、良いことがたくさんありますように。

朝日新聞　2021年1月21日　朝刊　東京本社

人間界で
何が起きても
季節は移ろう
自然の営みは偉大だなぁ。

コロナ、コロナ、コロナ…。テレビの画面ではそればっかり。ふと見上げるとツバメが飛び交う。道端にはスミレやアザミが。誰もいない河原でマスクをはずして、精一杯の深呼吸を楽しもう。ああ～空気が美味しいなあ。

とっくに春になっていた

工場作業員　力丸　宏美33（福岡県宗像市）

先日、近所の方からタケノコをおすそわけでもらった。だしで煮ると味が引き立って絶品だった。あくをとらなければいけないのは少々手間だが、それを上回るほどのおいしさである。夕食でそれを食べながら、「ああ、もうそんな季節になったんだな」としみじみ感じた。それと同時にふと思う。もうとっくに春になっていたんだな、と。

最近のニュースといえば新型コロナウイルス関連のものが多く、私の頭の中もそれ一色になっていた。感染防止のためにすべきこと。今、どれほど感染が広がっているのか。それに関する影響はどんなものか。そんなことが頭を占めている。とても大切な事だとわかっているが、正直、楽しい気分になるものではない。

タケノコを食べて春を感じる時は、自然と笑顔になり、知らず知らずのうちに癒やされている。ストレスをためぬため、季節を感じる余裕も大切だと思う。

毎日新聞　2020年4月20日　東京朝刊　内政面

自分の思いが世かいにとどくように。

言の葉大賞　優秀賞　五泉市立五泉小学校 2年 髙橋 一栞

わたしは、お話や文しょうを書くことが好きです。書いていると、考えていることがどんどん頭の中にうかんできて、心の中がワクワクしてきます。きょ年も夏休みの自由かだいでかんそう文をかいて、とても楽しかったので、学校のろうかにはってあった「言のは大しょう」のポスターを見たとき、書きたくてたまりませんでした。」

きょ年の四月に、わたしはひっこしをしました。あたらしい友だち、あたらしいお家、あたらしいばしょ。あたらしいことばかりで、とても不安でした。だれをたよればいいのか、けがをしたらどうしよう。毎日がどきどきでした。でも、あたらしい友だちはわたしにやさしくしてくれて、とてもたのしい毎日でした。

一月に妹が生まれて、もうすぐで一年生が、おわるころ、自分の生活は大きくかわりました。マスクをして学校へ行き、友だちときょりをとってすごして、手をつないでプールに入ったりできなくてマスクをしていると苦しくて。わたしは、周りの人との間に、とうめいで見えないかべをかんじるようになりました。ニュースでかんせんした人の人数がでるだびに、ママやパパがかなしい顔をしているのが、とても、かなしかったです。しかも、かんせんした人をさべつしたりする人がふえていって、どうしてこんなことになってしまったのだろうと思いました。世かいの人たちも、人と人の間のかべをかべをかんじているのかなと思いました。

だれがわるいわけではないのに。わたしは、せかいに広がる「見えないかべ」は、自分たちからつくっているのではないのかと思います。今やるべきことは、「見えないかべ」をつくることではなく、心はちゃんとつながっていて、またいっしょにいられる日がくるとしんじることです。

言の葉大賞

全国の小学校・中学校・高等学校より、毎年のテーマに合わせた大切な人への思いや強く感じた気持ちを自分の言葉で綴る作品を募集し、その優秀作品を言の葉大賞として顕彰する。2020年のテーマは「壁」。（主催 一般社団法人 言の葉協会 http://www.kotonoha-taisho.jp/）

comment

ひょっとしたら、人生において初めての苦難に出遭っているかもしれない子供たち。そんな彼らを心配させたり、不信に陥らせたりするようなことがあってはいけない。たいへんだけど、彼らを失望させないようにするのが大人の責務。

あとがき　支え合えたら

心がちょっと、暗くなった人がいます。
外へ出掛けるのが、不安な人がいます。
明日の希望が見えない人もいます。
それはきっと自分だけじゃない。
つらいのは、みんな一緒なのではないでしょうか。

だから、だから、こういう時こそ、支え合いたい。
支え合えたら、乗り切れると信じて。
頑張っているみんなが、頑張っているみんなに、エールを送り合いましょう。
ふたたび、マスクなしで、表に出られる日を願って。

［編・著者］**志賀内泰弘**（しがない やすひろ）

作家。世の中を思いやりでいっぱいにする「プチ紳士・プチ淑女を探せ！」運動代表。月刊紙「プチ紳士からの手紙」編集長も務める。人のご縁の大切さを後進に導く「志賀内人脈塾」主宰。思わず人に話したくなる感動的な「ちょっといい話」を新聞・雑誌・Webなどでほぼ毎日連載中。その数は数千におよぶ。ハートウォーミングな「泣ける」小説のファンは多く、「元気が出た」という便りはひきもきらない。TV・ラジオドラマ化多数。著書『5分で涙があふれて止まらないお話 七転び八起きの人びと』（PHP研究所）は、全国多数の有名私立中学の入試問題に採用。他に『No.1トヨタのおもてなし レクサス星が丘の奇跡』『なぜ、あの人の周りに人が集まるのか？』（共にPHP研究所）、『なぜ「そうじ」をすると人生が変わるのか？』（ダイヤモンド社）、『ココロがパーッと晴れる「いい話」気象予報士のテラさんと、ぶち猫のテル』（ごま書房新社）、『眠る前5分で読める 心がほっとするいい話』（イースト・プレス）、『京都祇園もも吉庵のあまから帖』シリーズ（PHP文芸文庫）などがある。

プチ紳士・淑女を探せ！運動　https://giveandgive.com/

制作・営業コーディネーター	仲野進（リベラル社）
装丁	宮下ヨシヲ（サイフォン グラフィカ）
帯イラスト	StefanRenner/shutterstock.com
本文デザイン・DTP	渡辺靖子（リベラル社）
編集	鈴木ひろみ（リベラル社）
編集人	伊藤光恵（リベラル社）
営業	津村卓（リベラル社）

編集部　山田吉之・安田卓馬
営業部　澤順二・津田滋春・廣田修・青木ちはる・竹本健志・春日井ゆき恵・持丸孝

※本書の売上の一部を支援金として寄付します。
　日本財団 新型コロナウイルス感染症拡大に伴う支援
　https://www.nippon-foundation.or.jp/what/projects/2020corona

人生にエールを。 **はげまし、はげまされ**

2021年4月26日　初版

編・著者　志賀内泰弘
発行者　隅田直樹
発行所　株式会社 リベラル社
　〒460-0008　名古屋市中区栄3-7-9　新鏡栄ビル8F
　TEL 052-261-9101　FAX 052-261-9134　http://liberalsya.com
発　売　株式会社 星雲社（共同出版社・流通責任出版社）
　〒112-0005　東京都文京区水道1-3-30
　TEL 03-3868-3275

 ISBN978-4-434-28737-4　C0095